Petar Dimkov

Heilung von Bauchspeicheldrüse, Leber und Milz

Petar Dimkov

Heilung von Bauchspeicheldrüse, Leber und Milz

Aus der Schatzkammer der Naturheilkunde

ENNSTHALER VERLAG STEYR

Jede Anwendung der in diesem Buch angeführten Ratschläge geschieht nach alleinigem Gutdünken des Lesers. Autoren, Verlag, Übersetzer, Berater, Vertreiber, Händler und alle anderen Personen, die mit diesem Buch in Zusammenhang stehen, können weder Haftung noch Verantwortung für eventuelle Folgen übernehmen, die direkt oder indirekt aus den in diesem Buch gegebenen Informationen resultieren oder resultieren sollten.

Suchen Sie auf jeden Fall immer einen Arzt auf.

Die Übersetzung erfolgte unter der Leitung von Dipl. Ing. Eroslaw Stankow (Koordinator). Übersetzt aus dem Bulgarischen von Margareta Stankow und Monika Joham-Stankow, Graz, korrigiert von Vida Miksa, Med. techn. Ass., und Ewaldine Meßmer-Stankow.

Aus dem Gesamtwerk von Petar Dimkov, Naturheilkunde – Sofia

www.ennsthaler.at

5. Auflage 2014

ISBN 978-3-85068-851-2

Petar Dimkov · Heilung von Bauchspeicheldrüse, Leber und Milz

Ennsthaler Gesellschaft m.b.H. & Co KG, 4400 Steyr, Österreich
Satz & Umschlaggestaltung: Thomas Traxl, Steyr
Lektorat: Mag. Dorothea Forster
Titelbild: © LeitnerR, fotolia.de
Druck & Bindung: Těšínská Tiskárna, Český Těšín

FSC www.fsc.org MIX Papier aus verantwortungsvollen Quellen FSC® C005833

Inhaltsverzeichnis

1. Die Heilpläne Petar Dimkovs

Die Heilung eines jeden Kranken, besonders des chronisch Kranken, soll nach einem im Voraus festgesetzten Heilplan erfolgen, welcher nicht so sehr einen Plan zur Heilung, sondern vielmehr einen Plan zur Regelung des alltäglichen Lebens darstellen soll. Bei einem derart zusammengestellten Plan soll sich der Kranke nicht nur für die Störungen interessieren, über welche er sich momentan beschwert, sondern auch danach streben, seinen ganzen Organismus in Ordnung zu bringen. Wenn man die Stoffwechselstörungen ins Gleichgewicht bringt, die einseitige Ernährung durch eine abwechslungsreiche ersetzt, den Körper von den angestauten Stoffwechselschlacken befreit, dem Bindegewebe bessere Möglichkeiten zur Regeneration gibt (durch Umschläge, Wärme, Massagen usw.), dann können wir oft beobachten, dass auch lokale Störungen, die wir für ursprüngliche Beschwerden gehalten haben, verschwinden.

Um sich die Art vorstellen zu können, wie der Kranke auf die Heilanwendungen reagieren wird, insbesondere bei schwachen und empfindlichen Personen, ist es ratsam, am Anfang nur die notwendigsten und nicht sehr stark wirkenden Anwendungen durchzuführen, wobei man allmählich die Stärke und die Reizwirkung erhöht.

Bei einer plötzlichen Umstellung der Ernährung oder bei anderen naturgemäßen Heilmethoden verschlechtert sich der Zustand des Kranken (Abgeschlagenheit, Kraftlosigkeit, Schmerzen u. a.). Der Betroffene muss das wissen und soll sich nicht beunruhigen und deshalb die Heilung unterbrechen, weil diese Störungen in vielen Fällen Vorboten für die beginnende Genesung sind. Zur Vermeidung von Fehlern geben wir ferner Anleitungen, wie man leben soll und wie die Heilung durchzuführen ist, nämlich bewusst und mit Ausdauer.

Gesundheitliche (hygienische) Anleitungen bei der Anwendung des Heilplans

Atemübungen

Tiefes Ein- und Ausatmen im Bett. Die Atemübungen kräftigen den Brustkorb und die Atmungsorgane. Sie erleichtern das Ausscheiden von Kohlendioxid und die Aufnahme des Sauerstoffs, verbessern den Kreislauf und damit auch alle Lebensprozesse. Man geht folgendermaßen vor: Der Kranke liegt am Rücken ohne Kissen, der Brustkorb und der Bauch sind unbekleidet, das Fenster ist offen und die Arme liegen frei neben dem Körper.

Das Einatmen erfolgt durch die Nase, damit die Luft gereinigt, erwärmt und befeuchtet wird. Atmen Sie die Luft nicht auf einmal ein, sondern langsam und ruhig, am besten mit geschlossenen Augen. Heben Sie während des Einatmens den Bauch leicht an; Sie erreichen dies durch die Bewegung des Zwerchfells nach unten. Diese Zwerchfellbewegung stellt eine Art von Massage der Bauchorgane dar und verbessert den Blutkreislauf im ganzen unteren Teil des Körpers. Das Zwerchfell können Sie am besten in liegender Stellung bewegen.

Die Ausatmung zum Unterschied von der Einatmung soll bewusst und erschöpfend sein. Starkes Ausatmen bewirkt an und für sich den nötigen Reiz zum tiefen Einatmen.

Das Ausatmen soll durch den halb geschlossenen Mund herausgepresst werden (als ob Sie ein bisschen mit dem Mund spielen würden) oder bei geschlossenem Mund, indem Sie die Luft durch die Nase laut ausatmen. Das Ausatmen soll 20 Sekunden dauern und schließlich allmählich auf 25 Sekunden gesteigert werden. Atmen Sie gegen Ende der Atemübung von Zeit zu Zeit die Luft auf einmal und so viel wie möglich aus. Insgesamt sind 12–15 Atemübungen wie zuvor beschrieben durchzuführen.

Bleiben Sie nach der Beendigung der Atemübungen, besonders bei einem leichten Schwindel, einige Minuten liegen und atmen Sie ruhig weiter.

Führen Sie die Atemübungen am besten frühmorgens vor dem Aufstehen durch, auch während des Tages 1–2-mal und am Abend vor dem Schlafengehen. Die Letzteren erleichtern das Einschlafen.

Die Atemübungen während des Tages können Sie auch stehend durchführen, falls Sie keine Möglichkeit zum Liegen haben. Beachten Sie dabei aber Folgendes: Nehmen Sie die richtige Stellung ein, die sogenannte »Habt-Acht-Stellung«, der Bauch soll frei beweglich und entspannt sein und es soll frische Luft im Raum vorherrschen.

Anmerkung: Die Atemübungen sind für den Gesunden und leicht Erkrankten nützlich. Bei schwer kranken Menschen ist eine individuell angepasste Atemgymnastik zu empfehlen.

Trockene Bürstenmassage

Bürsten Sie bei möglichst offenem Fenster den ganzen Körper 5 Minuten lang, und zwar mit einer trockenen, weichen Bürste bis zur Rötung der Haut. Beginnen Sie am besten mit langen Streichungen an Händen und Füßen und gehen Sie allmählich zum Brustkorb über, insbesondere zur Herzgegend, dann zum Bauch und zum Rücken, wo das Bürsten kreisförmig erfolgt.

Abreibungen (Friktionen)

Die Wahl verschiedener Arten von Abreibungen erfolgt je nach Möglichkeit und Bedarf. Reiben Sie den ganzen Körper am besten mit kaltem Wasser (20° C) ab. Es empfiehlt sich, die Abreibung mit der Körpertemperatur zu beginnen und allmählich auf 20° C zu senken. Führen Sie in der kalten Jahreszeit die kalten Abreibungen besser nur stellenweise durch, damit es zu keiner Unterkühlung einzelner Körperteile kommt. Waschen Sie gleich nach der Abreibung den entsprechenden Körperteil zügig ab, trocken Sie ihn ab und behandeln Sie danach die anderen Körperteile genauso. Beginnen Sie mit der Abreibung an den Armen, gehen Sie dann zum Brustkorb, über das rechte und linke Bein zum Rücken und zum Bauch. Trocknen Sie den Körper immer so ab, dass Sie ihn mit einem dicken Waschlappen energisch abreiben.

Anmerkung: Wenn Sie gesund werden wollen, sollten Sie davon überzeugt sein, dass es sehr wichtig ist, die oben beschriebene Technik der kalten Abreibungen einzuhalten. Vermeiden Sie jedoch längere Abreibungen oder ein längeres Waschen des Körpers, da die Gefahr besteht, dass Sie dadurch vor Kälte zu zittern beginnen und deshalb auf andere kalte Anwendungen verzichten würden. Nach der trockenen Bürstenmassage empfindet sogar jeder Neuling kalte Abreibungen als angenehm. Diese zwei nacheinander durchgeführten Anwendungen sind ein ausgezeichnetes Mittel zur Abhärtung des Körpers.

Falls Sie das kalte Wasser auf keinen Fall vertragen (Blutarmut u. Ä.), können Sie die teilweise Abreibung auch mit warmem Wasser anwenden. Beenden Sie die Abreibung immer kurz mit lauwarmem Wasser (25° C).

Wie erstellt man einen Heilplan?

Vor dem Therapiebeginn ist Folgendes zu beachten:

1. Um die Erkrankung wirklich ernst nehmen zu können, muss man diese gut kennen. Manche Angehörigen betrachten es als ihre Pflicht, das wahre Krankheitsbild zu verheimlichen, sodass sie manchmal den Kranken belügen und z. B. statt der eigentlichen Krankheit eine leichtere vortäuschen.

2. Die oben angegebenen Regeln sind nicht gleichermaßen für jeden anwendbar, sondern Ihrer persönlichen Eigenart und der Art Ihrer Erkrankung anzupassen. Nur eine solche vernünftige Einstellung (s. o.) zur Heilung wird zu dauerhaften Ergebnissen führen.

3. Es ist zu berücksichtigen, dass die psychische Schwäche oft der Grund einer bestimmten Krankheit und ein Hindernis für ihre Heilung sein kann. Obwohl Enttäuschung, Misserfolg und Unruhe den Willen schwächen können, die Erkrankung selbst aber nicht unbedingt verursachen müssen, bringen sie doch den Kranken durcheinander und fördern die Entwicklung der Erkrankung, da

Gesundheit Harmonie und Krankheit Disharmonie bedeutet. Aus diesem Grund ist es notwendig, dass man als Betroffener in erster Linie seine Denkweise ändert, da aus den Gedanken, bewusst oder unbewusst, unser ganzes Handeln und die meisten unserer Gefühle hervorgehen. Negative Gedanken schwächen unsere Kräfte, mit denen wir der Krankheit die Stirn bieten sollen, während im Gegensatz dazu reine und erhabene Gedanken den Körper stärken. Dadurch wächst die Widerstandskraft gegen Erkrankungen. Diese Warnung bezieht sich hauptsächlich auf jene Kranken, welche noch immer nicht verstanden haben, dass das einzig wahre Übel ihre Willensschwäche ist. Für solche Personen ist es daher am besten, die beschriebene Heilung gar nicht erst anzuwenden, weil dazu nicht nur der Glaube, sondern auch Einsicht, Geduld und Ausdauer erforderlich sind. Falls aber der Mensch erkannt hat, dass das höchste Gut in seinem Leben die Gesundheit ist, und er fest entschlossen ist, alles zu befolgen, was in unserem Buch steht, um die Gesundheit wieder zu gewinnen, dann soll er unter ärztlicher Kontrolle mit der Erstellung des Heilplanes beginnen. Wichtig ist, dass sich nicht der/die Kranke der Heilung anpassen muss, sondern die Heilung dem/der Kranken.

Erstellung des Plans

Dazu benötigen Sie ein Heft.

1. Auf der linken Seite des Heftes schreiben Sie kurz Ihre Krankengeschichte nieder, um Ihren wahren Gesundheitszustand darzustellen. (Es wird angenommen, dass ein erfahrener Arzt die Diagnose gestellt hat): Seit wann besteht die Erkrankung? Wie hat sich die Krankheit entwickelt und welche Komplikationen sind aufgetreten? Wie, womit und wie lange haben Sie sich bis jetzt geheilt und welche Beschwerden haben Sie gehabt? Wie ist Ihr jetziger physischer und psychischer Zustand? Sind Sie wegen Ihrer Krankheit verzweifelt oder ihrer überdrüssig geworden? Haben Sie die Heilung in Angriff genommen und glauben Sie, dass Ihnen geholfen werden kann? Reine Neugierde bringt nur 5 % Erfolg, während der feste Glaube an den Erfolg eine Heilungschance von 100 %

hat. Was erhoffen Sie sich von der Heilung – volle Genesung oder nur eine Besserung im Vergleich zum jetzigen Gesundheitszustand? Es ist ratsam, jeweils nach zwei bzw. vier Wochen ab dem Behandlungsbeginn kurz die erzielten Ergebnisse niederzuschreiben.

2. Auf der rechten Seite des Heftes beschreiben Sie den Heilplan für die entsprechende Erkrankung. Zum Beispiel: Bei Magengeschwüren lesen Sie sich noch einmal das Vorgeschlagene durch und vermerken auf einem extra Blatt, was Sie trinken sollen, welche Anwendungen Sie machen sollen und wie oft diese Anwendungen rund um die Uhr zu machen sind, welche Speisen Sie bevorzugen und welche Sie vermeiden sollen.

3. Liegt bei Ihnen eine Mehrfacherkrankung vor, dann schreiben Sie kurze Auszüge der vorgeschlagenen Heilung für jede einzelne Krankheit auf. Vergleichen Sie danach die für jede Krankheit aufgeschriebenen Auszüge und beginnen Sie mit der Erstellung des allgemeinen Heilplans.

Halten Sie bei der Erstellung dieses komplizierten Heilplans verbindlich folgende Regeln ein: Werden für die eine Ihrer Erkrankungen Dampfbäder empfohlen und für die andere nicht, werden im Heilplan keine Dampfbäder angeführt. Benötigen Sie für die eine Krankheit wärmeres Wasser und für die andere kühleres, notieren Sie im Plan wärmeres Wasser. Wird für die eine Erkrankung ein Kräuteraufguss empfohlen und für die anderen Krankheiten andere Kräuteraufgüsse, dann können Sie während des Tages zwei bis vier der verschiedenen Aufgüsse in einem Zeitraum von 10–20 Minuten wie folgt trinken: morgens einen oder zwei Aufgüsse, vor dem Mittagessen den dritten und vor dem Abendessen den vierten Aufguss. Die Wahl und die Art des Trinkens der Aufgüsse hängen von Ihnen ab. Sie können diese Aufgüsse nach Ihrem Wunsch und wie es für Sie angenehm ist, trinken. Berücksichtigen Sie diese Anmerkung bei der Erstellung Ihres Heilplanes.

Anmerkung: Sollten Sie so einen komplizierten Heilplan nicht erstellen können, dann müssen Sie Ihre Krankheiten nacheinander heilen, indem Sie mit der Krankheit beginnen, die Sie am meisten plagt. Wenn Sie z. B. an Rheuma, Migräne und Nierengrieß leiden, beginnen Sie zuerst mit der Heilung der Niere. Danach nehmen Sie, falls Sie noch weitere Beschwerden haben, was oft der Fall ist, die nächste Erkrankung, die Ihnen noch zu schaffen macht, in Angriff, nämlich Rheuma oder Migräne.

Ist es schwer, einen Heilplan zu erstellen?

Um die Behandlung selbst zu verstehen, muss man einen Sinn dafür haben. Ich habe sehr viele Menschen mit großem Wissen angetroffen, die sogar mit der Naturheilkunde gut vertraut waren. Sobald sie jedoch ihre Kenntnisse praktisch anwenden sollten, wussten sie nicht, wie es anzustellen ist.

Es ist ein Merkmal der Naturheilkunde, dass der Heilungsvorgang jedem Organismus individuell angepasst wird.

Wie soll man den erstellten Heilplan anwenden?

Will man eine erfolgreiche Anwendung des erstellten Heilplanes erzielen, müssen außer dem bereits Gesagten noch folgende Regeln streng eingehalten werden: Bevor man sich auf einen solchen Heilplan einlässt, muss man sich vergegenwärtigen, dass dies nicht für Menschen ist, denen es nicht schnell genug gehen kann. Der Heilplan muss als Ganzes angewendet werden und nicht nur Teile davon, wie z. B. nur das Trinken von Kräutertees. Kurz gesagt, die Anwendung einer Methode allein ohne die anderen ergibt auch nur ein kümmerliches Resultat, d. h. wenn man nur die Hälfte der im Heilplan aufgezählten Methoden anwendet, wird man auch nur das halbe Ergebnis haben usw. Wenn der Kranke von unvernünftigen Menschen umgeben ist, welche die große Bedeutung des Glaubens an die Heilung nicht verstehen, könnte das Vertrauen im Kranken zunichte gemacht werden (sei es das Vertrauen an den Arzt oder zur Heilmethode selbst). In einem solchen Fall und bei schwachem Willen verzichtet man am besten auf eine derartige Heilung, da sie, ohne dass man an sie glaubt, keinen Erfolg bringt. In jedem Heilplan findet man die Worte »entweder oder« bzw. »oder aber«. Zum Beispiel morgens »entweder Bauchkompresse oder ableitende

Bäder oder aber Abreibungen«. Das bedeutet, dass der Kranke, je nach Vorliebe oder Möglichkeit, nur eine dieser Anwendungen und nicht alle drei auf einmal wählen kann. Wenn der Kranke während der Heilung die Anwendungen des Heilplans nicht streng, genau und ausdauernd einhält und sich von den Ratschlägen der ihn Umgebenden beeinflussen lässt oder durch ihr Zureden und unter ihrem Druck verschiedene Ergänzungen im Heilplan vornimmt, wie z. B. Änderung in der Diät, bei den Kräutern, Spritzen u. Ä., kann er sicher sein, dass er keine schnellen positiven Ergebnisse erzielen wird. Bei der Behandlung chronisch kranker Kinder kann es vorkommen, dass sie von den Mitschülern noch von einer zusätzlichen anderen Krankheit angesteckt werden (Grippe, Scharlach ...). In einem solchen Fall wird die Anwendung des ersten Heilplans unterbrochen und mit einem der neuen Krankheit angepassten Heilplan begonnen. Nach der Ausheilung der hinzugekommenen Erkrankung wird der alte Plan bis zur völligen Genesung des Kindes fortgesetzt. Erkrankte Frauen beachten bitte Folgendes: Machen Sie während der Menstruation keine Bäder; nach Wunsch können Sie warme Bauchkompressen, jedoch nur am Abend, auflegen. Bei schmerzhafter Menstruation, die länger als vier Tage dauert, machen Sie eine Pause von vier Tagen. Danach setzen Sie die Heilung fort, aber nur mit den in einem warmen (37° C) Aufguss eingetauchten Kreuzwickeln, und zwar nur am Abend. Berufstätige und Studenten wählen bevorzugt die kürzere Prozedur, außer sie haben Zeit dazu wie z. B. im Urlaub.

Beispiel:

Am Morgen: Reiben Sie entweder nur den Bauch und die Geschlechtsorgane mit kaltem Wasser (20° C) ab, was auch noch im Bett vor dem Aufstehen erfolgen kann, oder führen Sie eine trockene Bürstenmassage des ganzen Körpers durch. Nach dem Ankleiden empfiehlt es sich, sowohl nach der einen als auch nach der anderen Anwendung 7–10-mal tief zu atmen.

Am Abend: Bei den Männern Bauchkompressen und bei den Frauen Kreuzkompressen, eingetaucht entweder in lauwarmes Wasser oder in einen warmen Heublumenaufguss. Im Winter ist die Heilung sehr vorsichtig durchzuführen, vereinfacht und nur die Abendanwendung unter den Voraussetzung, dass die Zimmertemperatur 25° C beträgt. Die Bauchkompressen sind in warmes Wasser oder warmen Aufguss von Heublumen oder Schafgarbe einzutauchen und nicht länger als zwei Stunden zu behalten. Warme Umschläge kann man auch die ganze Nacht oben lassen. Die anderen Anwendungen wie Diät, tiefes Atmen u. Ä. werden unverändert durchgeführt.

Außerdem ist noch Folgendes zu beachten:
Nach jedem warmen Bad oder Dampfbad ist der Kranke in ein mit Wärmeflaschen vorgewärmtes Bett, eingehüllt in einen warmen Bademantel, zu legen, damit das Nachschwitzen normal erfolgen kann. Wenn der Kranke eingeschlafen ist, soll man ihn nicht wecken, da das Schlafen in der vom warmen Bademantel entwickelten feuchten Wärme wie eine »Packung« sehr gut wirkt. Nach dem Aufwachen sind sofort frische, trockene Kleider anzuziehen.

Ist der Kranke gezwungen, danach hinauszugehen, so sollte er sich unbedingt warm anziehen. Das gilt besonders für Frauen.

Wer vom Regen durchnässt oder verschwitzt ist, darf auf keinen Fall ein kaltes oder lauwarmes Bad nehmen oder sich dem Gegenwind aussetzen. Er muss so schnell wie möglich die nassen Kleider ausziehen und trockene anziehen.

Lungen- und herzkranke Menschen beginnen mit dem tiefen Einatmen ohne jegliche Anstrengung, 2–3-mal täglich. Wenn sie zu Kräften gekommen sind, erhöht man das tiefe Atmen um einen, höchstens um zwei Atemzüge wöchentlich.

Dauer der Heilung: Die Therapie bringt den Organismus in einen für ihn nicht normalen Zustand und darf daher nicht länger als 3–4 Monate (ununterbrochen) andauern. Der Kranke muss danach, auch wenn er sich noch nicht ganz gesund fühlt, eine Pause von einem Monat einlegen und kann dann die Heilung wiederholen. Während der Pause werden nur trockene Bürstenmassagen, tiefes Atmen, innere Heilung und Diät angewendet.

Zudem ist es ratsam, sich selbst immer wieder innerlich aufzubauen.

Welche Regeln muss der Kranke kennen, um schneller zu genesen?

Jeder Kranke, welcher gesund werden will, muss sich folgendes Gesetz für die Genesung einschärfen und im Gedächtnis behalten: Es gibt keine Krankheit, die man nicht ausheilen oder bei der man nicht eine Besserung erzielen kann, wenn man stark daran glaubt und rechtzeitig die richtige Heilung begonnen hat. Dieser Glaube soll im Kranken wie eine starke Kraft wirken.

Einem zweifelnden und verzweifelten Kranken kann man schwer helfen.

Wenn der Mensch an seine Heilung glaubt, selbst aber keine Kraft hat, sie anzuwenden, muss er, um einen Erfolg zu erzielen, einen gesunden, kräftigen Mitmenschen finden, der an diese Heilung glaubt, um ihm dabei behilflich zu sein.

Manche wenden viel mehr an, als in ihrem Heilplan steht. Sie glauben, auf diese Weise viel schneller gesunden zu können. Diejenigen sollen aber wissen, dass es nicht die Menge ausmacht, die ihnen hilft. Oft hindert sie sogar die Heilung.

Es ist für den Kranken wichtig zu wissen, dass die ersten sieben Tage der Heilung die schwersten sind. Danach wird alles zur Gewohnheit und bereitet ihm sogar Freude.

Während der naturheilkundlichen Behandlung muss der Kranke vernünftig leben, sich vor Erkältungen schützen, insbesondere vor Grippe, weil sie in ihm auch eine alte Krankheit wachrütteln könnte.

Ebenso ist Übermüdung zu vermeiden, da sie der größte Feind der Gesundheit und folglich seiner Genesung ist.

2. Packungen, Wickel, Umschläge

Teile des Körpers oder den ganzen Körper wickelt man in nasse Laken aus Leinen, Baumwolle oder billiger, unverarbeiteter Baumwolle (Kaliko) ein. Lauwarme und ziemlich nasse Wickel oder Packungen lindern wesentlich den Schüttelfrost, senken das hohe Fieber und beruhigen das Nervensystem. Wickel oder Packungen sind nacheinander mehrmalig (4–5-mal) anzuwenden, wobei abschließend eine kurze (1–3 Min.) kühlende Prozedur durchgeführt werden soll wie folgt: Entweder wird der ganze Körper mit lauwarmem (20–28° C) Wasser abgewaschen bzw. abgerieben oder man beendet das Ganze mit einem kühlen (32–34° C) Vollbad. Danach ist der Körper mit einem trockenen Handtuch abzuwischen.

Während des Wickelns muss eine mäßige Zimmertemperatur vorherrschen. Beim Waschen oder Abreiben des Kranken wird zuerst der Oberkörper entkleidet und nach dem Waschen und Abtrocknen das Hemd angezogen.

Genauso wird die Fußbekleidung ausgezogen und die Füße werden gewaschen, abgetrocknet und angezogen. Beim Abtrocknen ist die Abreibung zu unterlassen. Der Körper wird nur leicht mit einem weichen Tuch abgetupft. Das ist besonders bei Hautkrankheiten und Ausschlägen wichtig, um eine Reizung der Haut zu vermeiden. Bei manchen Kranken kann man das Abtrocknen ganz weglassen. Nach der Waschprozedur deckt man den Körper warm zu und lässt den Kranken bei offenem Fenster ruhen.

Um die Wickelprozedur in ruhiger Atmosphäre durchzuführen, sind die notwendigen Vorbereitungen rechtzeitig vorzunehmen. Unruhige und nervöse Betreuung regt die Kranken auf.

Ist der Kranke nach der Wickelprozedur eingeschlafen, soll man ihn nicht wecken. Das wiederholte Wickeln erfolgt nach dem Aufwachen. Im wachen Zustand ist das Wickeln auch unverzüglich zu wiederholen, sobald der Kranke unruhig wird oder erhitzt ist bzw. bei hohem Fieber ohnmächtig geworden ist.

Für das zweite Wickeln soll in einem anderen trockenen Bett alles bereitstehen, bevor man den Kranken vom alten Wickel befreit hat. Das Urinieren und der Stuhlgang sollten möglichst vor dem Wickeln verrichtet werden, damit der Kranke nicht, bereits im erwärmten Zustand, wieder das Bett verlassen muss. Die Erwachsenen haben das zu berücksichtigen und die Kinder sind daran zu erinnern. Kalte Wärmeflaschen ausleeren und mit warmem Wasser nachfüllen. Die Füße nicht mit dem nassen Laken einwickeln, sondern nur mit einer Decke zudecken und bei Bedarf mit Wärmeflaschen erwärmen.

Nasse Rumpfpackungen

Eines der wirkungsvollsten Mittel der Hydrotherapie ist die nasse Rumpfpackung.

Bei dieser Prozedur müssen das Laken und die Wolldecke so lang sein, dass sie den ganzen Körper bedecken. Die richtige Wassertemperatur beträgt 20–25° C und für schwächere Kranke 26–30° C. Bei hoher Temperatur (über 37° C) das Wasser mit Essig vermischen (je 50:50 %) und bei 40° C noch zwei Esslöffel Speisesoda hinzufügen. Das Wickeln wird wie folgt durchgeführt: Die Wolldecke wird auf dem Bett so ausgebreitet, dass ihr oberes Ende bis zu den Achselhöhlen des Kranken reicht. Darauf gibt man das um 20 cm kürzere, gut ausgedrückte Laken. Der Kranke legt sich so darauf, dass seine Arme frei bleiben. Der Rumpf wird bis zu den Knien eingewickelt und die Beine vom Knie abwärts bekommen separate Wickel. Es ist darauf zu achten, dass beim Wickeln keine Falten des Lakens entstehen. Daraufhin hüllt man den Kranken in 2–3 Decken ein, damit er erwärmt wird. Um den Hals herum befestigt man die Decke mit Sicherheitsnadeln, um den Zugang von kalter Luft zu vermeiden. Nach Abnahme der Wickel erfolgt eine sehr schnelle Waschung (Abreibung). Bei Übelkeit oder unangenehmem Gefühl ist das Wickeln sofort einzustellen. Je kälter das

Wasser ist, desto heftiger ist die Reaktion. Bei starkem Schüttelfrost und bei Jugendlichen verwendet man lauwarmes Wasser (25–30° C). Die Wirkung der Rumpfpackung wird gesteigert, wenn man sie mit dem »Dampfbad im Bett« verbindet, und zwar, indem man um den eingehüllten Kranken heiße, in nassen Strümpfen eingewickelte Flaschen legt. Das darf man nur dann anwenden, wenn die Körpertemperatur nicht höher als 39° C ist.

Nasse Wickel bei Kindern

Die Kinder soll man durch ein interessantes Gespräch ablenken, damit sie die Prozedur leichter ertragen können. Man muss sie überzeugen, dass sie liegen bleiben müssen. Außerdem darf man sie nicht allein lassen, damit sie sich nicht aufdecken. Werden sie blass oder erbrechen sie, ist das Wickeln einzustellen. Das Laken wird in lauwarmes Wasser (26–28° C) oder in eine Essig-Wasser-Mischung eingetaucht. Nur bei schwachen und Kleinkindern (unter 2 Jahren) muss man etwas wärmeres Wasser (30–32° C) vorziehen. Zur Senkung der hohen Körpertemperatur müssen die Wickel in lauwarmes Wasser eingetaucht werden. Heublumen- und Haferstrohwickel sind warm anzulegen (35–37° C).

Man darf nicht vergessen, vor dem Wickel den Darm und die Blase zu entleeren. Das ist besonders bei Kindern zu berücksichtigen, da eine Unterbrechung der Prozedur schaden würde.

Wickel mit nassem Hemd

Ein gewöhnliches, bodenlanges Nachthemd wird in 20–25° C warmes Wasser eingetaucht (bei schwächeren Personen 26–30° C), gut ausgewrungen und angezogen, damit es am Körper fest sitzt. Danach einen dicken Frotteebademantel anziehen. Dann legt man den Kranken ins Bett und deckt ihn mit einer Wolldecke gut zu, damit er sich erwärmt. Auf die Füße legt man eine Wärmeflasche und in der Folge deckt man den Kranken mit weiteren 1–2 Decken zu, um eine bessere Erwärmung zu erzielen. Im Winter sorgt man für eine gute Erwärmung des Raumes. Die Anwendung dauert von ½ Stunde bis zu einer vollen Stunde oder zwei Stunden.

Die Wirkung des nassen Hemdes ist mit der des Wickels gleichzusetzen. Das nasse Hemd senkt die Temperatur, verbessert den Blutkreislauf, beruhigt das Nervensystem und stärkt den Allgemeinzustand des Kranken. Das nasse Hemd ergibt auch bei psychisch Kranken wunderbare Ergebnisse. Nach einer Dauer von 0,5–1 oder 2 Stunden (sobald sich die Schweißperlen auf dem Gesicht zeigen) zieht man das nasse Hemd aus, reibt den Körper ab, trocknet den Kranken mit einem Handtuch ab und zieht ihn an. Abreiben und Abwischen sollen nach und nach erfolgen. Danach legt man den Kranken in ein trockenes Bett und deckt ihn leicht zu.

Trockene Wickel

Hier verwendet man kein Laken. Den Kranken wickelt man in eine dicke Wolldecke so ein (s. o. Wickeln des ganzen Körpers), dass die kalte Luft keinen Zutritt zum Körper erhält. Dann deckt man ihn noch mit einer oder zwei Wolldecken zu, wobei zu beachten ist, dass beim Rücken und bei den Füßen keine kalte Luft eindringt. Man kann noch eine Steppdecke dazugeben. Zwischen Bett und Füße gibt man ein Kissen. Um einen Blutandrang zum Kopf zu vermeiden, legt man eine Kompresse an eine Körperstelle, an der der Kranke das mühelos ertragen kann. Nach dem Wickeln trinkt der Kranke einen Lindenblütentee. Das Fenster wird geöffnet.

Der trockene Wickel ist eine energische Prozedur und kann bei Menschen mit gesunden Herzkranzgefäßen angewandt werden. Man wendet ihn nur bei chronischen Krankheiten an. Er ist vorwiegend schweißtreibend. Dieser Wickel ist auch bei dicken Leuten zur Abmagerung durch starkes Schwitzen zu empfehlen.

Um schnelleres und stärkeres Schwitzen zu erzielen, empfiehlt es sich, dem Kranken vor dem Wickeln eine Bauchkompresse anzulegen, jedoch ohne Wolltuch. Die kranken Teile des Körpers soll man mit einzelnen Kompressen ohne Wolltuch bedecken.

Sobald das Schwitzen beginnt, verabreicht man dem Kranken alle 10–15 Minuten einen heißen Lindenblütentee, den er schluckweise trinken soll, wodurch das Schwitzen gesteigert wird. Nachdem der Kranke genügend lang geschwitzt hat, deckt man ihn auf, wischt ihn ab und wäscht ihn ganz. Dabei ist es gut, eine Abreibung (25° C) oder ein Sitzbad (30–26° C) 5–10 Minuten lang durchzuführen.

Nach dem Abkühlen durch das Bad muss sich der Kranke entweder im Bett erwärmen oder, falls er dazu im Stande ist, sich im Freien bewegen.

3. Erkrankungen der Bauchspeicheldrüse

Die Bauchspeicheldrüse (das Pankreas) ist eine lang gestreckte, hinter dem Magen liegende Drüse. Man unterscheidet einen exokrinen und einen endokrinen Anteil.

Der exokrine Teil des Pankreas besteht aus kleinen Drüsen, die sich aus Endstücken und Ausführungsgängen zusammensetzen. Sie produzieren die Verdauungsenzyme Trypsin, Chymotrypsin, Amylase und Lipase. Durch feine Kanälchen gelangen diese Sekrete in den Hauptausführungsgang (Ductus pancreaticus), der die Bauchspeicheldrüse ihrer Länge nach durchzieht und in den absteigenden Teil des Zwölffingerdarmes neben dem Gallengang mündet. Diese Stelle nennt man Vater'sche Papille oder Papilla duodeni major. Nicht selten hat die Bauchspeicheldrüse einen zusätzlichen Ausführungsgang, der auf der Papilla duodeni minor in den Zwölffingerdarm mündet.

Die Funktion des exokrinen Teils wird durch das Hormon Sekretin gesteuert, welches in der Darmschleimhaut frei wird, sobald die Nahrung in den Darm gelangt. Amylase ist im Blut und Harn nachweisbar. Bei einer Verstopfung des Ausführungsganges kann das Trypsin die Drüse andauen, was sich in Krämpfen äußert. In diesem Falle können die Enzyme in den Bauchraum gelangen und das Fettgewebe verdauen. Die dabei entstehenden Fettsäuren binden das Calcium und Magnesium, wodurch das Blut an diesen Stoffen verarmt.

Der endokrine Teil des Pankreas sind die sogenannten Langerhans'schen Inseln, die durch ihre hellere Farbe auffallen. Man unterscheidet Alpha-Zellen (A-Zellen) und Beta-Zellen (B-Zellen) usw. Die B-Zellen produzieren das Blutzucker senkende Hormon Insulin und die A-Zellen seinen Gegenspieler Glukagon, das den Blutzuckerspiegel erhöht. Beide Hormone sind kleinmolekulare Eiweißstoffe. Die Funktion der Langerhans'schen Inseln wird von der Hypophyse gesteuert.

Das Insulin regelt den Kohlehydratstoffwechsel. Es beeinflusst den Umbau von Kohlehydraten in Fettsäure und Aminosäuren. Bei einer Erkrankung der Drüse kommt es zur mangelhaften Produktion des Insulins, was die Zuckerkrankheit (Diabetes) zur Folge hat.

Akute Bauchspeicheldrüsenentzündung
(Akute Pankreatitis)

Ursachen: Meistens beruht sie auf einer Infektion, die vom Darm übergreifen kann, oder sie kann als Folge einer Entzündung der benachbarten Organe, Gallenblase, Leber u. a., auftreten, bei Blutvergiftung durch Spritzen u. Ä.

Anzeichen: Die Pankreatitis tritt mit plötzlichen, heftigen Schmerzen unter dem Sonnengeflecht auf. Erbrechen, geblähter Bauch, Blässe, beschleunigte Herztätigkeit, erhöhte Temperatur und schlechte Laune sind weitere Begleiterscheinungen. Außerdem vorübergehender oder dauernder Zuckergehalt im Harn, fetter Stuhl und schwache, aber lästige Darmverstimmungen.

Die gesunde Bauchspeicheldrüse erzeugt täglich 1–2 Liter Verdauungssaft. Im Alter bilden sich fast immer Steine aus Kalk, die den Ausführungsgang verstopfen können und zu Entzündungen führen.

Die Feststellung der Pankreatitis (Bauchspeicheldrüsenentzündung) ist sehr schwierig, da man die Beschwerden oft mit Krebs oder Nekrose verwechselt.

Behandlung: Unverzügliche Einweisung in ein Spital. Völliger Nahrungsentzug ist erforderlich. Ebenso ist das Trinken zu unterlassen.

Heilplan der Volksmedizin

☞ **Schritt 1:**

1. Ältere Menschen mögen gleich nach dem Aufwachen mit den

Worten »Es geht mir immer besser und besser« den Willen und Glauben stärken.

2. Anschließend leichte Massagen im Bereich des Sonnengeflechts (oberhalb des Nabels): mit der rechten Handfläche von rechts nach links im Uhrzeigersinn, ca. 1–2 Minuten lang.
3. Danach eine frische halbierte Zwiebel, mit etwas Kampfer auf der Schnittfläche, auf dem Sonnengeflecht mit einem Pflaster befestigen.

Nach dem Ankleiden Atemübungen: 10- bis 20-mal durch die Nase tief einatmen und durch den Mund langsam ausatmen. Diese Atemübungen vor dem Mittag- und Abendessen wiederholen.

In schweren Fällen sind die Abendbehandlungen 2 Stunden nach dem Frühstück zu wiederholen, wobei die Auflagen 6–8 Stunden zu behalten sind. In leichteren Fällen gibt man auf den Bauch ein Alkanna-tinctoria-Heilpflaster.

Alkanna-tinctoria-Heilpflaster

Rezept Nr. 1: 40 g Alkanna-Wurzel
100 g Knochenmark oder geschmolzenes Schaffett
40 g Bienenwachs
1 g weißer Weihrauch
5 Kerne Mastix (Gnaphalium dioicum)
1 Esslöffel reines Olivenöl
Kandiszucker

Zubereitung: Zuerst das Schaffett zerlassen, dann allmählich Wachs, Olivenöl, Weihrauch, Mastix und Alkanna tinctoria hinzufügen. Die letzten drei Zutaten muss man vorher zerstoßen und in der Kaffeemühle mahlen. Unter ständigem Rühren mit einem Holzlöffel lässt man die Mischung 10 Minuten kochen, dann nimmt man sie vom Herd und seiht sie durch. ½ m dünnen Baumwollstoff (Nessel oder Ähnliches) wendet man mehrmals in der Mischung, bis er gut durchtränkt ist. Dann nimmt man das Tuch noch heiß heraus, spannt und bestreut es mit gemahlenem Kandiszucker. Nun faltet man das Tuch vierfach und tränkt es mit der Mischung so lange, bis der ganze Zucker feucht wird. Danach nimmt man das Tuch heraus und lässt es trocknen.

Anwendung: Man schneidet das benötigte Stück ab und erwärmt es vor der Auflage. Das Auflegen des warmen Pflasters erfolgt ausschließlich am Morgen, wobei die betroffene Stelle vorher mit reinem Olivenöl bestrichen wird. Einmal wöchentlich muss die kranke Körperstelle mit warmem Wasser und Seife gereinigt werden.

Oder als Alternative

Rezept Nr. 2: 30 g Alkanna-Wurzel
100 g Knochenmark
15 g Bienenwachs
1 gestrichener Teelöffel zerlassenes Hasenfett
1 g weißer Weihrauch
1 g Mastix (Gnaphalium dioicum

Rezept Nr. 3 15 g Alkanna-Wurzel
15 g zerlassenes Hasenfett
1 Teelöffel Ziegenfett
1 Teelöffel Bienenwachs
1Teelöffel Mastix (Gnaphalium dioicum)
1 Teelöffel Kolophonium
1 Teelöffel Kandiszucker

In Ermangelung von Alkanna-Wurzeln kann man das sogenannte Tages-Heilpflaster anwenden:

5 g zerlassenes Hasenfett
40 g zerlassenes Schaffett
50 g violettes Fichtenharz (falls verunreinigt, dann 88 g)
50 g reines Wachs + 5 g Mastix
5 g reines, weißes Smyrna-Harz
1 Esslöffel reines Olivenöl oder Nussöl
5 g Terpentin

Zubereitung: Zuerst Hasen- und Schaffett zerlassen, dann Olivenöl, Wachs und zum Schluss Harz und Weihrauch (Smyrna-Harz) (beides zerstoßen oder gemahlen) hinzufügen. Bei reduzierter Hitze unter ständigem Rühren so lange kochen, bis kein Schaum mehr vorhanden ist. Die Mischung vom Herd nehmen und vorsichtig

Terpentin hineingeben (Vorsicht wegen des Aufflammens). Das Ganze muss gut vermischt werden. Ein gewaschenes Baumwolltuch (60 x 40 cm) in der Mischung mit einem Holzlöffel so lange wenden, bis es ganz durchtränkt ist. Dann das Tuch herausnehmen, spannen und mit gemahlenem Kandiszucker oder gebranntem Staubzucker (je ½ Esslöffel) bestreuen. Danach wendet man das Tuch einige Male in der Mischung, bis der Zucker ganz durchtränkt ist, nimmt es heraus, spannt es und lässt es gut trocknen. Dann ist das Heilpflaster gebrauchsfertig. Hat man keine Alkanna-Wurzel zur Hand, so kann man sie auch durch die doppelte Dosis Mastix ersetzen.

Das Pflaster mit einem an mehreren Stellen durchlöcherten Nylonstück zusammenheften, damit die Haut leichter atmen kann. Nach 10 Tagen wendet man es und trägt es dann weitere 10 Tage.

An einem der beiden Wochenendtage mit allen Anwendungen pausieren, außer mit der Diät und den Kräutertees. Bei einer Krise muss die Behandlung fortgesetzt werden.

Pankreatitis mit Erbrechen

☞ **Schritt 2:** (anschließend an Schritt 1, Seite 24)

30 Minuten vor dem Frühstück und den Hauptmahlzeiten ist Folgendes auf einmal auszutrinken:

entweder: 1 frisches Hühnereiweiß
1 Esslöffel Zitronensaft
1 Esslöffel echter Schnaps

Das Ganze vermischen und dem Kranken verabreichen.

oder: ½ Liter Traubenschnaps
½ Liter Olivenöl
10 g Kampferpulver
10 g Ammonium chloratum

Die o. a. Zutaten gut miteinander vermengen und dem Betroffenen 1 Likörgläschen davon zu trinken geben.

☞ **Schritt 3:**

20 Minuten nach dem Einnehmen eines der o. a. Mittel:

entweder: 1 Tasse (75 g) Kräutertee, je 50 g:
Johanniskraut – Hypericum
Eichenrinde – Quercus
Kornblume – Centaurea cyanus

2 Esslöffel dieser Mischung mit ½ Liter kochendem Wasser überbrühen, auf die Hälfte einkochen lassen und abseihen.

oder: 1 Tasse (75 g) Kräutertee:
50 g Angelikawurzeln (Echte Engelwurz) – Angelica Archangelica
50 g Huflattich (Blätter) – Tussilago
25 g Anissamen – Pimpinella

Davon 1 Esslöffel in 300 g Wasser bei kleiner Flamme 10 Minuten kochen und kalt abseihen.

oder: 1 Tasse (75 g) Kräutertee, je 50 g:
Pfefferminze – Mentha piperita
Tausendguldenkraut – Centaurium
Johanniskraut – Hypericum
Schafgarbe – Achillea
Kamillenblüten – Matricaria
30 g Baldrianwurzeln – Valeriana

2 Esslöffel der Mischung mit ½ Liter siedendem Wasser übergießen und 10 Minuten bei reduzierter Temperatur kochen lassen. Kalt abseihen.

Pankreatitis ohne Erbrechen

☞ **Schritt 2:** (anschließend an Schritt 1, Seite 24)

20 Minuten vor dem Essen 1 Esslöffel folgender Mischung:
½ kg Honig
20 Blätter Pelargonium
20 süße, gemahlene Mandelkerne
3 fleischige, entkernte Zitronen mit Schale
durch den Fleischwolf drehen

10 g Baldriantinktur
10 g Weißdorntinktur

☞ **Schritt 3:**

10 Minuten danach 1 Tasse (75 g):

40 g Isländisches Moos – Cetraria
50 g Sandstrohblume – Helichrysum arenarium
50 g Schachtelhalm – Equisetum
75 g Gemeiner Hohlzahn – Galeopsis tetrahit
100 g Vogelknöterich – Polygonum
100 g Brennnesseln – Urticaria

2 gehäufte Esslöffel mit ½ Liter kochendem Wasser übergießen und bei kleiner Flamme 20 Minuten kochen lassen.

Bei Blähungen (in Zusammenhang mit Pankreatitis)

☞ **Schritt 1:**

Nach dem Mittag- und Abendessen 1 Teelöffel Kartoffelasche einnehmen: Eine rohe Kartoffel in dünne Scheiben schneiden und so lange braten, bis sie kohlschwarz wird. Dann mahlen. In einer Schachtel aufbewahren. Die Kartoffelasche mit 1 Teelöffel Honig anreichern.

☞ **Schritt 2:**

3 Teelöffel frischen Sauerteig (4 Stunden zuvor vorbereitet) oder 1 Pkg. Germ mit 1 Teelöffel Hagebuttenmehl und etwas Honig und Wasser verrühren.

Bei Schluckauf (in Zusammenhang mit Pankreatitis)

☞ **Schritt 1:**

½ Teelöffel Zucker mit einigen Tropfen reinem Weinessig vermischen und trinken.

☞ **Schritt 2:**

Eine Zwiebel durchschneiden, auf die Schnittfläche der einen Hälfte etwas Kampfer streuen und im Bereich des Sonnengeflechts mit einem Pflaster befestigen. Bis zum Abend behalten.

Bei Temperatur (in Zusammenhang mit Pankreatitis)

☞ **Schritt 1:**

2 Stunden nach dem Essen 1 Tasse (75 g) Kräutertee

je 50 g
Kreuzenzian – Gentiana cruciata
Johanniskraut – Hypericum
Pfefferminze – Mentha piperita
Wasserpfeffer – Polygonum Hydropiper
Zichorie (Wegwarte), ganze Pflanze mit Wurzel
Hopfenzäpfchen – Humulus lupulus
Tausendguldenkraut – Erythrea centaurium

2 Esslöffel dieser Mischung mit 1 gestrichenen Esslöffel Leinsamen (leicht vorgeröstet) in ½ Liter lauwarmem Wasser 20 Minuten bei kleiner Flamme kochen und kalt abseihen.

☞ **Schritt 2:**

Spürt man trotz der gegebenen Kräutertees noch immer Durst, so trinke man Tees:

entweder: 2 Esslöffel Pfefferminze – Mentha Piperita

Mit ½ Liter kochendem Wasser übergießen und bei kleiner Flamme 5 Minuten kochen lassen. Kalt abseihen.

oder: 2 Esslöffel Salbei

Mit ½ Liter siedendem Wasser übergießen und bei schwacher Flamme noch 10 Minuten kochen lassen. Abgekühlt durchseihen.

oder: Frucht- bzw. Gemüsesäfte trinken

Bei Verstopfung (in Zusammenhang mit Pankreatitis)
(auch bei eintägiger Verstopfung)

Vor dem Schlafengehen:

☞ **Schritt 1:**

Einlauf mit ½ Liter warmem Wasser

☞ **Schritt 2:**

Anschließend entweder eine lauwarme Porreeauflage im oberen Bauchbereich so auflegen, dass oberhalb des Nabels Bauchspeicheldrüse, Milz und Leber völlig bedeckt sind.

Zubereitung der Porreeauflage:

Den weißen Teil des Porrees klein schneiden, 30 entkernte, eingeweichte und zerquetschte Dörrpflaumen dazugeben und in 150 g Milch so lange bei kleiner Flamme kochen, bis ein dicker Brei entsteht (wie Leinsamenbrei).

oder: Lauwarme Zwiebelauflage

Gebratene Zwiebel schälen, klein schneiden, leicht ausdrücken und wie oben mit Dörrpflaumen vermischen.

In beiden Fällen vor dem Auflegen 1 Esslöffel Staubzucker oder etwas Maismehl hinzufügen, damit die überschüssige Feuchtigkeit aufgesaugt wird und der Brei nicht zu flüssig ist.

☞ **Schritt 3:**

Gleichzeitig einen Nackenwickel aus lauwarmem Sauerteig machen: Ein passendes Mullsäckchen anfertigen und mit folgender Mischung füllen: Sauerteig mit 3 Esslöffeln Rosskastanien (mit Schale gerieben) oder 3 Esslöffeln frisch geriebener Holunderrinde verkneten und einfüllen.

☞ **Schritt 4:**

1 Esslöffel der Mischung nehmen:

½ kg Honig
30 g Sennesblätter (leicht vorrösten und mahlen)
15 g reiner Schwefel

Bei Kopfschmerzen (in Zusammenhang mit Pankreatitis)

Eine passende Doppelhaube aus Mull anfertigen und wie beim Nackenwickel füllen, nur die dreifache Menge nehmen. Über Nacht behalten.

Bei trockenem Mund und rot belegter Zunge
(in Zusammenhang mit Pankreatitis)

Auf den Unterkiefer Sauerteigwickel:

Sauerteig
1 Esslöffel mit Schale geriebene Rosskastanien
1 Esslöffel überbrühtes, klein geschnittenes Petersilienkraut
5–7 mit Kernen zerstoßene Oliven
¼ Teelöffel Ammonium chloratum

Das Ganze vermischen und Beutel damit füllen. Auflegen.

Bei plötzlich ziehenden Bauchschmerzen
(in Zusammenhang mit Pankreatitis)

Entweder: 1 Tasse warme Milch mit ½ Teelöffel Dillsamen aufkochen und austrinken

oder: 1 Tasse warme Milch
½ Teelöffel Kümmel

Beide Mittel 10 Minuten kochen.

Bei unerwarteten Spasmen
(Krämpfen mit Brechreiz und Erbrechen)

je 50 g
Vogelknöterich – Polygonum
Wermut – Artemisia
Bitterklee – Menyanthes trifoliata
Tausendguldenkraut – Centaurium
je 10 g

Schafgarbe – Achillea
Kreuzenzian – Gentiana cruciata
Wacholderbeeren – Juniperus oxycerdus
Hagebutten (Frucht) – Rosa canina

Die o. a. Heilkräuter in einem Glas schlichten und mit 1 Liter apothekerreinem Alkohol (45 %) oder mit starkem Schnaps übergießen. Zum Schnaps oder Alkohol 1 g Mentholöl hinzufügen. Das Glas 8 Tage in der Sonne oder in Ofennähe halten und dann filtrieren. Gut verschlossen aufbewahren.

Allgemeine Anwendungen (als zusätzliche Maßnahmen)

- Allgemeine Reinigung des Körpers.
- Den Kranken sofort in Rückenlage ins Bett legen.
- 2-mal täglich (morgens und abends) lauwarme (35° C) gewöhnliche Einläufe.
- Beim Stuhlgang dem Kranken die Leibschüssel/Bettpfanne ins Bett bringen.
- Tagsüber 2–4 Sitzbäder (30° C bis 25° C, 10–30 Min.) oder Reibesitzbäder (nach Louis Kuhne: Die äußeren Geschlechtsteile werden mit einem groben Leintuch, in Wasser eingetaucht, sanft gewaschen. Bei Männern nur die Spitze der Vorhaut. Ausleitende Wirkung) (25° C bis 20° C, 20–40 Min.).
- Vor dem Schlafengehen Bauchwickel (25° C–20° C). Den Wickel bis zur Verträglichkeit behalten, dann erneuern. Sind die ableitenden Bäder zu anstrengend, so kann man sie durch Bauchwickel ersetzen, die aber alle 2 Stunden zu wechseln sind.
- Bei Temperatur das sogenannte »Räuchern mit Weihrauch«:
  In einem geeigneten Geschirr legt man auf etwas Asche einige glühende Holzkohlestücke, streut darauf einige Körner Weihrauch und stellt das Gefäß zwischen die Beine des Kranken, der auf einem Schemel bis zum Hals in Decken eingehüllt sitzt. Man muss dabei achten, dass der Rauch innerhalb der Decke bleibt und nicht entweichen kann. Sobald das Harz verbrannt ist, hüllt man den Kranken in Decken ein und bringt ihn zu Bett, weil er anschließend schwitzen wird.

- Nach dem Schwitzen einen Bauchwickel auflegen.
- Innerlich: Heilen mit destilliertem Wasser.

Diät (als zusätzliche Maßnahme)
In den ersten 2–3 Tagen völliger Nahrungsentzug. Dann allmählich zuerst mit Frucht- und Gemüsesäften anfangen. In der Folge langsam entweder auf die vegetarische Kost (Milch-Pflanzenkost) oder gewöhnliche Kost übergehen, jedoch ohne Schweine-, Rind- und Schaffleisch, ohne konservierten Fisch und konserviertes Fleisch. Schwach salzen und mäßig mit Zitronensaft säuern. Immer warme, aber nie heiße Speisen essen.

Dabei ist besonders auf gründliches Kauen der Nahrung zu achten, die zuerst richtig eingespeichelt werden muss, bevor man sie schluckt. Von großem Nutzen für den Kranken ist es, morgens, mittags und abends als Aperitif 1–2 gebratene Zwiebel ohne Zucker und Brot zu essen.

Mittagessen: Eine reichhaltige Salatplatte darf als Beilage nie fehlen. Spinat, Brennnesseln, Kraut, Kartoffeln, Sellerie, Karotten, Petersilie, Erbsen, Reis und Weizen müssen in unserem Speiseplan öfter vorkommen. Bei Spinatspeisen ist zu beachten, dass sie nur frisch gegessen werden sollen, da beim Aufwärmen aus den in ihm enthaltenen Nitraten Nitrite gebildet werden, die Krebs erregend sind.

Fleischessern kann man ab und zu je 50–100 g Lamm-, Kalb- oder Hühnerfleisch geben oder frischen Fisch.

Abendessen: Fleischlos. Joghurt, Topfen u. Ä.

Chronische Bauchspeicheldrüsenentzündung
(Chronische Pankreatitis)

Ursachen: Verstopfung des Ausführungsganges der Bauchspeicheldrüse. Am häufigsten ist der äußerste Ausgang der Bauchspeicheldrüse akut entzündet. Als selbstständige Krankheit bei Gallensteinen, Gallenblasenentzündung, Alkoholismus, Leberzirrhose u. Ä.

Anzeichen: Die Krankheit verläuft sehr unterschiedlich, am häufigsten wird sie von Schmerzen in der oberen Bauchhälfte begleitet, die unterschiedlich lange dauern. Schweregefühl im Bauch, Brechreiz und hartnäckiges Erbrechen sind weitere Anzeichen. Gewichtsabnahme, Appetitlosigkeit und häufiger Durchfall gesellen sich hinzu.

Komplikationen: Abszess in der Drüse, manchmal auch Diabetes, ist aber heilbar.

Heilplan der Volksmedizin

Behandlung: In schweren Fällen ist der Kranke ins Spital einzuweisen. Vor allem ist die diätetische Behandlung wichtig: Fette einschränken, Kohlehydrate und Eiweißstoffe bevorzugen.

Man empfiehlt, 20 Minuten vor dem Essen rohe Zwiebel allein oder mit Schafkäse und Schwarzbrot zu essen. Vor allem ist die Grundkrankheit systematisch zu behandeln.

Bei Zucker im Harn wende man die unter »Diabetes« (Seite 42 ff) angeführte Behandlung an.

Gegen heftige Schmerzen siehe »Gallensteine und Gallengrieß« (Seite 133 ff).

Bei viel Magenschleim hilft der Salbeitee:

Zubereitung: 1 Esslöffel Salbei in ½ Liter Wasser 5–10 Minuten kochen.

Dreimal täglich vor dem Essen je 1 Weinglas trinken. Zu Mittag und abends einen Teller geriebenen schwarzen Rettich, den man ½ Stunde vor dem Essen anreibt, damit er keine Blähungen verursacht.

Prädiabetes

(eine nicht ausgebrochene Zuckerkrankheit)

Lange Zeit, manchmal jahrelang, bleibt eine Stoffwechselstörung im Kohlehydrathaushalt unbemerkt, wobei man weder Zucker im Harn noch erhöhten Blutzuckergehalt nachweisen kann. Das

Diagnostizieren des Prädiabetes ist schwierig wegen der geringen und untypischen Symptome, die beim Diabetes vorkommen. Die Beschwerden können gewöhnlicher Natur sein, wie Abgeschlagenheit, verminderte Leistungsfähigkeit, anhaltende Kopfschmerzen u. a. Manches Mal treten Anfälle mit plötzlicher Kraftlosigkeit, Einknicken der Beine, Herzklopfen, Hitzewallungen und Schweißausbrüchen auf. Diese Anfälle verschwinden, wenn man sofort etwas Zucker zu sich nimmt. Während dieser Krankheitsperiode kommt es sehr oft zu Hautveränderungen, wie Entzündungen, kleine Eiterpusteln, Geschwüre, Abszesse und Ähnliches. Bei den meisten Betroffenen beginnt der Diabetes mit einem anhaltenden Jucken, besonders im Genitalbereich. Häufig kommt es zu Entzündungen der Schleimhäute, insbesondere der Geschlechtsorgane.

Einen großen Schaden erleiden die Zähne: Das Zahnfleisch zieht sich zurück, die Zähne wackeln sehr bald und fallen aus, auch Zahnfleischentzündungen u. a. treten auf.

Eine Gewichtszunahme und -abnahme können manchmal die ersten und die einzigen Symptome eines Prädiabetes sein, besonders wenn sich das Körpergewicht schnell ändert. Als verdächtige Symptome betrachtet man Neuritis und Neuralgie, Plexitis, Ischias, Neuralgie der Schädelnerven, Interkostalneuralgie, Migräne, Kopfschmerzen u. a. Häufige Symptome sind Anomalien an Geschlechtsorganen, in der Schwangerschaft und bei Entbindungen. Weiters Sexualschwäche bei Männern und sexuelle Kälte bei Frauen, Störungen bei der Ausführung des Sexualaktes bei Männern, Menstruationsstörungen bei Frauen u. a. Sehr typisch für Diabetes sind häufige, unklare Aborte ohne Ursache in den ersten Monaten der Schwangerschaft, große Geburten, Totgeburten, Anomalien bei der Entwicklung des Embryos. Großgeburten kommen nicht nur bei den an Diabetes erkrankten Müttern vor, sondern auch bei an derselben Krankheit leidenden Vätern.

Alle diese Symptome bedeuten jedoch nicht immer den Diabetes mellitus oder den Prädiabetes, sondern weisen nur auf dieselben hin. Um das Vorhandensein des Diabetes festzustellen, müssen zusätzliche Untersuchungen durchgeführt werden.

Behandlung: Die Behandlung wird grundsätzlich vom Arzt durchgeführt.

Heilplan der Volksmedizin

☞ **Schritt 1:**

Ab dem 15. Lebensjahr wird empfohlen, morgens nach dem Aufwachen folgende Worte zu wiederholen: »Ich fühle mich jeden Tag und in jeder Hinsicht besser und werde bald gesund« (man sagt es rasch, leise vor sich hin und entschlossen 20-mal.) Danach reibt man den Bauch, die Achselhöhlen und die Genitalien mit lauwarmem Wasser ab und trocknet sie.
Tagsüber trägt man auf dem Oberbauch ein Alkanna-Pflaster (siehe Seite 25), das mit einer Lage Folie, an mehreren Stellen mit einer dicken Nadel durchlöchert, abgedeckt ist, damit die Haut gut atmen kann. Man trägt es 15 Tage ununterbrochen und erneuert es dann durch ein frisches Alkanna-Pflaster für weitere 15 Tage.

☞ **Schritt 2:**

Nach dem Ankleiden 10–20-mal tief einatmen und langsam ausatmen. Man sagt sich die Worte vor: »Kräfte, Leben, Gesundheit, Jugend, Schönheit.«
Falls sich der Kranke nach 2–3 Monaten nicht erholt hat, soll er mit den weiteren Anwendungen, die danach empfohlen werden, fortfahren.

☞ **Schritt 3:**

20 Minuten vor dem Essen morgens, mittags und abends soll der Kranke je 1 Suppenlöffel (für Kinder je 1 Teelöffel) folgender Mischung einnehmen:

400 g flüssige Glukose oder reinen Bienenhonig
20 grüne Blätter von Geranien (Bei empfindlichem Magen Beratung bei Medizinern einholen!)
20 Mandeln (geschält und gemahlen)

3 unbehandelte, mit Schale gemixte Zitronen
ohne Kerne

Anmerkung: Blätter von Geranien werden je nach Alter hinzugefügt, z. B. bei 5-Jährigen 5 Blätter, bei 7-Jährigen 7 Blätter, bei 9-Jährigen 9 Blätter etc. (Vorsicht bei empfindlichem Magen)

☞ **Schritt 4:**

10 Minuten danach verabreicht man dem Kranken 1 Tasse (75 g), für Kinder die Hälfte, folgender Teemischung:

Abkochung von je
100 g Geißraute – Galega off. – Blätter
100 g Brombeere – Rubus – Blätter
100 g Weiße Maulbeere – Morus alba – Blätter und Stängel
100 g Wermut – Artemisia absinthium – Blätter und Blüten
100 g Frauenmantel – Alchemilla vulg. – Blätter und Blüten

2 Esslöffel dieser Teemischung + 1 gestrichenen Teelöffel Kümmelsamen mit 500 g heißem Wasser überbrühen, 10 Minuten kochen lassen und kalt abseihen.

☞ **Schritt 5:**

2 Stunden nach dem Essen 1 Tasse (100 g) (für Kinder die Hälfte) Tee von Heidelbeerzweiglein (Vicc. myrtillus) und Leinsamen je 50 g.

Zubereitung: 2 Esslöffel Heidelbeerzweiglein und 1 gehäuften Esslöffel Leinsamen überbrüht man mit ½ Liter heißem Wasser. Bei niedriger Hitze 10 Minuten kochen und kalt abseihen.

☞ **Schritt 6:**

Vor dem Schlafengehen an einem bis zwei Abenden hintereinander einen warmen Einlauf mit 1 Liter Kamillentee:

3 Esslöffel Kamillenblüten mit 1 Liter heißem Wasser über-

brühen, dreimal aufsieden lassen, dann von der Herdplatte nehmen, 20 Minuten zugedeckt ziehen lassen und abseihen. Danach bei Verstopfung immer den Einlauf mit ½ Liter Kamillentee durchführen. Bei Kindern nimmt man nur 200–500 g desselben Tees, je nach Alter.

Im Sommer und im Herbst wird nach dem Einlauf eine Rückenmassage vorgenommen, und zwar mit einem in Kampfer eingetauchten Wattebausch von unten nach oben mit kreisförmigen Bewegungen.

1–2-mal auf den ganzen Bauch grüne, frische Krautblätter auflegen. Diese werden vorher mit heißer Milch überbrüht, damit sie weich werden, dann leicht ausgedrückt und angenehm warm aufgelegt. Mit Küchentüchern und einem Bauchgurt aus Wolle umwickeln. Auf den Kopf eine Haube aus grünen Krautblättern auflegen, die man vorher auf der Innenseite mit etwas Essig beträufelt hat. Abschließend eine leichte zweite Mütze auflegen.

Während der übrigen Jahreszeiten legt man auf den Bauch eine Kompresse aus 4 Linonstücken (Leinenimitat), die zuvor in warmen Holundertee eingetaucht wurden:

4 Esslöffel Holunderblüten überbrüht man mit einem Liter heißes Wasser und lässt sie zugedeckt stehen, bis der Tee kalt wird, dann abseihen.

Gleichzeitig eine »Haube« aus frischem Sauerteig vorbereiten:

Frischen Sauerteig (4 Stunden vorher angesetzt) mit 3–9 Esslöffeln Rosskastanien (mit Schale fein mahlen) vermischen und auf den Kopf auflegen. Falls keine Rosskastanien vorhanden sind, kann man sie durch genauso viele frische, fein zermahlene Holunderwurzeln ersetzen. Über die Nacht behalten oder solange man es ertragen kann.

Anmerkung:

1. Die Menge der Rosskastanien richtet sich nach dem Alter des Kranken.
2. Die Dicke des Teiges soll 1 cm nicht übersteigen.

Diät (als zusätzliche Maßnahme)
Vegetarische Nahrung, laktovegetabile Kost mit mehr Obst und Gemüse oder normale Kost (Vorsicht beim Obst, vorher gut waschen, da es mit giftigen Chemikalien gespritzt ist).

Außerdem empfiehlt es sich, **vor dem Mittag- und Abendessen** als Aperitif

entweder: 1–2 gebratene Zwiebeln ohne Brot zu essen

oder: 1 Teller Salat, jeweils zu gleichen Teilen aus junger oder alter roter Zwiebel, geriebenem Sellerie und Karotte. Mit Zitronensaft oder Essig nach Belieben abschmecken

oder: eine kleine Schale Joghurt.

Mittagessen: Neben der anderen Nahrung kann man 100–150 g Lamm-, Kalb- oder Hühnerfleisch, frischen Fisch (Fluss- oder Seefisch) essen.

Ebenfalls erlaubt sind täglich 1 weich gekochtes Ei mit Karottenpüree, Spinat oder anderem Gemüse als Garnitur.

Täglich: 100–150 g getoastetes Brot, 1–2 gebratene Kartoffeln, etwas Milch, Schichtkäse oder Hartkäse. Außerdem ist es sehr nützlich, täglich etwas Haferflocken nach dem auf der Packung beschriebenen Rezept zu essen.

Ebenso ist es sehr hilfreich, 2–3-mal wöchentlich eine kleine Menge Bohnen als Klostersuppe zubereitet zu sich zu nehmen, wobei im ersten Kochwasser Karottenwurzeln und andere Suppenwurzeln ohne Fett und mit etwas Salz mitgekocht werden. Die Bohnen sollen dabei nicht ganz weich gekocht sein. Ein wenig mit reinem Weinessig abschmecken.

Als **Nachspeise** zur Kräftigung des Körpers wird folgendes hausgemachte Gelee empfohlen:

Je 80 g Weizen, Gerste, Roggen und Mais
je 40 g Hirse, süße Eicheln und
20 g Wicke (Vicia)

Am Abend mit 3,5 Liter lauwarmem Wasser ansetzen und über Nacht zugedeckt stehen lassen.

Am nächsten Morgen:

10 Nüsse mit Schale und Frucht zerstoßen
1 Esslöffel Bohnenkraut
1 unbehandelte Zitrone, ohne Kerne in vier Teile geschnitten
1 Esslöffel zerstoßene Kreide

vermischen und zugedeckt so lange kochen lassen, bis alle Getreidearten weich sind. Dann vom Herd wegstellen,

250 g Honig dazugeben und kalt abseihen.

Sehr nützlich ist auch am Abend

200–250 g Joghurt vermischt mit
1–2 Esslöffeln Brennnessel-Mehl

oder: 1 Teller ungesalzener, leicht überbackener Topfen

und nach dem Frühstück, Mittag- und Abendessen

½ Teelöffel weiße Heilerde (in der Apotheke erhältlich) vorbacken, bis sie hart wie Gips wird, dann zermahlen und in 1 Tasse Wasser auflösen

oder: 1–2 Teelöffel Bierhefe

Ebenso ist zu empfehlen, das Essen mit einem halben sauren Apfel zu beenden.

Falls die angegebenen Teearten den Durst nicht stillen, trinke man statt Wasser Hagebuttentee:

25 Hagebutten in einem Holzmörser fein zerstoßen und mit 500 ml heißem Wasser überbrühen, dreimal aufsieden lassen, dann vom Herd wegstellen und kalt durch ein Tuch abseihen

oder: 4 Esslöffel Brennnessel-Wurzeln

in 1 Liter Wasser 30 Minuten kochen, kalt durchseihen.

Zuckerkrankheit (Diabetes)

Der Diabetes ist eine Erkrankung des Kohlehydrat-Stoffwechsels, wobei im Urin Zucker auftritt (normalerweise kommt im Urin kein Zucker vor) und der Zuckergehalt im Blut ansteigt. Normalerweise enthält das menschliche Blut ca. 80-120 mg Zucker in 100 g Blut. Bei der Zuckerkrankheit steigt der Blutzucker auf 150-200-300-400 mg und höher an, proportional zu den aufgenommenen Kohlehydraten.

Ursachen: Bei vielen Betroffenen liegt eine erbliche Veranlagung vor. Den Ausbruch der Erkrankung begünstigen außerdem übermäßiges Essen, Störungen der innersekretorischen Drüsen und Überbelastung des Nervensystems. Danach gesellen sich die schädlichen Auswirkungen durch geistige Überbelastung, seelische Erschütterungen (Schreck, Ärger, Angst, Freude, Sorgen u. Ä.), Verletzung der Leber, Schlag auf den Kopf etc. hinzu. Von Bedeutung ist auch der Missbrauch von zuckerhaltigen Lebensmitteln.

Bei schwangeren Frauen kann auf Grund von Störungen der innersekretorischen Drüsen eine vorübergehende Zuckerkrankheit auftreten, die nach der Schwangerschaft verschwindet. In einigen Fällen tritt die Zuckerkrankheit auch als Familienerkrankung auf, besonders wenn zusätzlich auch andere Stoffwechselstörungen wie Übergewicht, Arthritis, Gicht etc. vorhanden sind.

Symptome: Die Krankheit beginnt allmählich und unbemerkt. Die Urinmenge steigt an und der Urin ist hell. Die Zunge ist trocken und der Kranke spürt einen quälenden Durst (manchmal trinkt er 5-6-10 Liter Wasser innerhalb von 24 Stunden). Man ist ständig hungrig und hat Appetit, isst gut, wobei es in vielen Fällen zu einer Gewichtsabnahme, in anderen aber auch zu einer Gewichtszunahme kommen kann. Das Zahnfleisch wird weich und blutet ständig. Die Zähne lockern sich. Das Sehvermögen nimmt ab und oft schwirren einem Fliegen vor den Augen. Die Haut ist trocken und es bilden sich Geschwüre und Pusteln, die schwer heilen.

Manchmal leidet der Betroffene an Verstopfung, Schlaflosigkeit, Kopfschmerzen und quälendem Hautjuckreiz. Später treten auch verschiedene Komplikationen auf wie Neuralgie, Arteriensklerose, Gangräne (meistens Fußgangräne), Bluthochdruck, Nierenschaden, Herzinsuffizienz u. a. Eine sehr schwere Komplikation ist das Diabetikerkoma.

Unser Volk stellt die Diagnose für die Zuckerkrankheit mit Hilfe der Ameisen fest: Eine flache Schale mit Urin füllen und in die Nähe eines Ameisenhaufens stellen. Gehört der Urin einem an Zuckerkrankheit leidenden Menschen, strömen die Ameisen zur Schale und trinken den Urin. Je mehr Ameisen sich anhäufen, desto fortgeschrittener ist die Krankheit und umgekehrt. Gehört aber der Urin einem gesunden Menschen, dann laufen die Ameisen und alle Insekten davon.

Prognose: Der Verlauf der Krankheit hängt nicht nur von der richtigen und rechtzeitigen Behandlung ab, sondern auch davon, in welchem Alter sie aufgetreten ist und was für eine Rolle die Vererbung dabei spielt, sowie auch von der Art der Erkrankung. Auf jeden Fall stellt diese Krankheit ein ernstes Leiden dar, welches man nicht leichtfertig hinnehmen soll, vielmehr muss man rechtzeitig Maßnahmen ergreifen.

Vorbeugung:

Sie besteht hauptsächlich darin, dass man ein naturgemäßes Leben führt.

Behandlung: Sie wird vom Facharzt unter ständiger Kontrolle und Untersuchung durchgeführt.

Heilplan der Volksheilkunde im Anfangsstadium

☞ **Schritt 1:**

Am Morgen, sobald man die Augen geöffnet hat, beginnt man mit folgenden Worten: »Ich fühle mich jeden Tag und in

jeder Hinsicht besser und werde bald gesund.« Man spricht es rasch und entschlossen aus – 20-mal.
Danach erfolgt eine Abreibung von den Achselhöhlen, dem Bauch und Genitalbereich mit lauwarmem Wasser, anschließend trocken abwischen. Den ganzen Tag trägt man auf dem Oberbauch ein Alkanna-Pflaster, das mit einer Lage Folie, an mehreren Stellen mit einer dicken Nadel durchlöchert, abgedeckt ist, damit die Haut gut atmen kann. Man behält es 15 Tage ununterbrochen oben und erneuert es dann mit einem frischen Alkanna-Pflaster (siehe Seite 25) für weitere 15 Tage.

☞ **Schritt 2:**

Morgens, mittags und abends trinkt der Kranke 20 Minuten vor dem Essen

entweder: 2 weizenkorngroße Stücke weißes Harz (Nigella sativa), fein zerstoßen, Saft einer halben Zitrone und 10 Tropfen Baldriantinktur, mit einer halben Kaffeetasse Wasser vermischen.

oder: 1 Likörgläschen von 60 grünen Nüsschen ohne die darin entwickelten Kerne mit 1 Liter Traubenschnaps ansetzen und 15 Tage an der Sonne stehen lassen, danach verwenden.

☞ ***Schritt 3:***

10 Minuten nach der Einnahme von einem der o. a. Mittel 1 Tasse (von ca. 150 g) von folgendem Tee trinken:

je 100 g:
Breitwegerich-Blätter, (Plantago major)
Weiße Maulbeere-Blätter, (Morus alba)
Heidelbeere-Blätter, (Vaccinium myrtillus)
Kleine Braunelle-Blätter und Blüten
(Brunella vulg.)
je 50 g:
Geißraute-Blätter (Galega off.)
Brombeerwurzel (Rubus)

Kornblumen-Blüten (Centaurea cyanus)
Holunder-Blätter und Blüten, (Sambucus)
Schwertlilien-Wurzel, (Iris)
Zichorie, ganze Pflanze samt Wurzel, (Cichorium intybus)
Tausendguldenkraut-Blätter und Blüten (Centaurium unbellatum)
trockene Bohnenhülsen

Zubereitung: 4 Suppenlöffel dieser Mischung mit 1 Suppenlöffel Heidelbeeren und 20 Hagebutten, in die Hälfte geschnitten, mit 1 Liter heißes Wasser überbrühen, 20 Minuten bei kleiner Flamme kochen und sofort durch ein Tuch abseihen.

Anmerkung: Vor dem Trinken in jede Tasse einen halben gestrichenen Teelöffel hellbraune, gebrannte Heilerde hinzufügen.

☞ **Schritt 4:**

2 Stunden nach dem Essen eine Tasse vom unter Punkt II. angegebenen Tee trinken, wobei man ¼ gestrichenen Teelöffel von zu Pulver gemahlener Muskatnuss hinzufügt.

☞ **Schritt 5:**

Am Abend vor dem Schlafengehen bei Verstopfung, sogar bei eintägiger Verstopfung, einen Einlauf mit 1 Liter warmem Wasser machen. Man hält auch ein aus dünnem Leinen (Linon) angefertigtes Säckchen bereit, das in drei gleiche Abschnitte längs durchgesteppt und drei Abende hintereinander wie folgt gefüllt wird:
Den vor vier Stunden zubereiteten festen Sauerteig und 6–8 Esslöffel mit Schale gemahlener Rosskastanien (je nach Alter) und 15–30 Dörrpflaumen ohne Kerne, fein zerdrückt, vermengen. Das Säckchen damit füllen und nach dem Einlauf auf den Oberbauch (oberhalb des Nabels) auflegen.

An den folgenden zwei Abenden hintereinander: Warme Kompresse aus:

200–300 g Reis
200–300 weiße Teile von Porree, klein geschnitten,
15–30 gekochten, ohne Kerne zerdrückten Dörrpflaumen

Das Ganze in 600–900 g Wasser so lange kochen, bis eine dicke Masse entsteht. Vor dem Anlegen mit ½–1 Teelöffel Ammonium chloratum beträufeln.
Gleichzeitig und an gleicher Stelle, aber auf dem Rücken, genauso eine 15 x 30 cm große Kompresse auflegen, mit einer Schicht Küchenrollenblätter abdecken und mit einem breiten Wollschal umwickeln.
Auf den Kopf eine aus dünnem Leinen angefertigte »Haube« mit frischem Sauerteig gefüllt (siehe oben), verstärkt mit 6–9 gemahlenen Rosskastanien, füllen und aufsetzen.

Oder:

Ein grünes Krautblatt von der Innenseite leicht mit Essig beträufeln, aufsetzen und mit einer Wollmütze abschließen.
Über Nacht oder bis zur Verträglichkeit des Betroffenen behalten.

Anmerkung: Im Sommer kann man alle diese Anwendungen mit großem Erfolg durch warme Vollbäder (37° C ca. 10–20 Minuten lang), denen man den Absud von Holunderwurzeln, Stängeln und Blättern hinzugefügt hat, ersetzen. Keine Holunderbeeren verwenden, da sie viel Schmutz verursachen.
Zubereitung vom Holunderabsud:

7–10 Holunderwurzeln und 1 Büschel Tannenzweiglein samt Nadeln und Zapfen 20 Minuten in einem Kessel mit Wasser kochen, dann je 4 Fäuste voll Maulbeerblätter, Nussblätter und Heublumen sowie 1 Faust voll Geranium (Storchschnabel) hinzufügen und noch weitere 10 Minuten kochen. Bis 38° C abkühlen lassen und abseihen.

Nach dem Bad trocken einwickeln, um besser zu schwitzen und nachzuschwitzen, und so 1–2 Stunden liegen bleiben.

Sowohl die Bäder als auch das nasse Hemd haben eine gute Wirkung:

> Man taucht ein Nachthemd aus Baumwollflanell in den o. a. warmen Absud, zieht die betroffene Person an und wickelt sie trocken ein. So eingewickelt ca. 2 Stunden liegen bleiben, bis sich Schweißperlen auf der Stirn zeigen. Solche Bäder (oder das Anziehen des nassen Hemds) kann man 30–40 Tage hintereinander durchführen, abhängig von der Gesundheit des Herzens des Betroffenen, und zwar täglich oder alle zwei Tage oder alle drei Tage mit einer Pause am Wochenende.

Anmerkung: Bei chronischer Verstopfung jeden Abend vor dem Schlafengehen zusätzlich 1 Esslöffel folgender Mischung einnehmen:

> 250 g reiner Honig oder Glukose und je 5 g reines weißes Harz, reiner weißer Weihrauch, raffinierter Schwefel und Faulbaumrinde (Frangula alnus). Alles gut zu Pulver vermahlen und vermischen, damit sich die Masse nicht am Boden niederschlägt.

Allgemeine Anwendungen (als zusätzliche Maßnahmen)

- Zur Senkung des Zuckers eine kleine Schale Joghurt mit 1 gestrichenen Teelöffel Speisesoda und 1–2 Teelöffel zerstoßenen, ungerösteten Erdnüssen essen.
- Gegen häufiges Urinieren 2 Stunden nach dem Essen anstelle der angegebenen Tees folgenden Tee trinken: Je 1 Suppenlöffel Breitwegerich und Brennnesselwurzeln in ½ Liter Wasser 20 Minuten kochen und abseihen. Zu jeder Tasse fügt man vor dem Trinken 1 Teelöffel gemahlene Hirse hinzu.
- Tritt Aceton auf, sofort Arzt rufen, um es zu entfernen. Dann 1–2 Wochen hintereinander morgens, mittags, abends vor dem Essen 1 Tasse reines Olivenöl. In der zweiten Woche zu gleicher Zeit eine Tasse von 150 g ungesüßtem Kamillentee. In der dritten Woche wieder das Olivenöl etc., bis es verschwunden ist. Gleichzeitig werden alle übrigen Anwendungen nach dem Heilplan durchgeführt.

- Wird der Kranke mit Insulin oder anderen Spezialpräparaten behandelt, darf er diese nicht auf einmal unterbrechen, sondern allmählich innerhalb von 1–3 Monaten und unter Kontrolle eines Arztes, welcher feststellen muss, dass sich der Zucker normalisiert hat.
- Wenn diese Behandlung den Zucker nicht gesenkt, sondern erhöht hat, ist sie zu unterbrechen und man soll mit der ersten Behandlung wieder beginnen, und zwar unter Kontrolle des behandelnden Arztes.
- Während der Behandlung ist ein naturgemäßes Leben zu führen.
- Man kann die Sauerteig- oder Reiskompressen noch einmal verwenden, indem man sie im Kühlschrank kalt hält, vor der Anwendung erwärmt und mit 1–2 Esslöffeln frischem Sauerteig vermengt, damit er fermentiert. (Nach neuesten Forschungen nimmt die Kompressenfüllung, sei es Topfen, Sauerteig o. Ä., die im Körper befindlichen Toxine auf und ist schädlich bzw. giftig. Darum ist von einer Wiederverwendung des Sauerteigs abzuraten.)
- Obst- und Traubenkur unbedingt während der Saison durchführen: Die Trauben lässt man vor dem Essen ½ Stunde im Wasser mit etwas Essig stehen, damit sie vom Kupfersulfat gereinigt werden. Danach mehrmals mit reinem Wasser waschen. Zu bevorzugen sind nicht sehr süße Früchte.
- Liegt ein Koma vor, ist eine unverzügliche Einweisung ins Krankenhaus erforderlich.
- Nach dem Erwachen aus dem Koma Vollbäder mit ansteigender Temperatur (von 36° bis 42° C ca. 15–30 Minuten) durchführen. Danach Ganzkörpertrockenwickel. Dabei alle drei bis vier Stunden lauwarme Einläufe (25° C) machen, mit lauwarmem Bleibeklistir (20° C mit 200–250 g Wasser).
- Der Betroffene muss ein ruhiges Leben führen und soweit möglich Ärger und Sorgen meiden, welche die Krankheit fördern.

Diät (als zusätzliche Maßnahme)

Die Diät spielt eine große Rolle. Morgens zum ersten Frühstück

entweder:

20 nicht geröstete, fein gemahlene Erdnüsse mit 300 g Joghurt und 1–1 ½ Teelöffel Speisesoda vermischen und essen.

Oder:

1 Tasse (150–200 g) alkoholfreies Bier wie folgt zubereiten: Am Abend alkoholfreies Bier mit 20 g frischer Hefe ansetzen, in der Früh alles vermischen und je 1 Teelöffel trockene Bierhefe, Brennnesselmehl und Hagebuttenmehl hinzufügen und austrinken.

Eine Stunde nach dem Frühstück kann man nach Wunsch ein zweites Frühstück einschalten.

Vor dem Mittag- und Abendessen als Aperitif 1 Salatteller Haferkeime (in feuchten Tüchern oder Keimschalen ziehen) essen.

Das **Mittag- und Abendessen** soll abwechslungsreich zubereitet werden. Regelmäßig sollen ein oder zwei Milchprodukte (Milch oder Joghurt) gegessen werden. Für Fleischesser: nur Fleisch von jungen Tieren (weder Schweine-, Rind- oder Schaffleisch noch Fleisch- oder Fischkonserven), Geflügel, frischen Fluss- oder Seefisch, Eier, Gedämpftes, Kerne, Fette, Gemüse, dazu auch Sauerkraut (roh oder gekocht). Je nach Verträglichkeit kann man täglich einen kleinen Teller Sauerkraut essen und häufig Sauerkrautsaft trinken, 2–5 Knoblauchzehen und außerdem oft rote Zwiebel essen, da sie wie Insulin wirkt. Von den Saisonfrüchten nur saure und gut gewaschene Früchte, da sie mit giftigen Chemikalien gespritzt werden. Die Nahrungsmenge hängt vom Beruf des Kranken ab. Von großer Bedeutung für die schnelle Genesung ist gründliches Kauen jedes Bissens, bis er im Mund flüssig wird.

Zum Abendessen, wenn auch nur jeden zweiten Abend, einen Suppenteller voll Joghurt mit 1 Teelöffel gemahlenen Brennnessel-Samen.

Nach dem Essen eine Tasse folgender Mischung trinken:

Entweder:

10 Porreestangen (nur weiße Teile) klein schneiden und mit reinem roten Naturwein (Hauswein) ansetzen und 10 Tage an der Sonne stehen lassen, dann trinken.

Oder:

1 Kaffeetasse aus gleichen Mengen Karottensaft und Saft von sauren Äpfeln.

Verboten: Scharfe Speisen, Alkohol und Rauchen – NEIN! Wenn die angegebenen Tees den Durst nicht stillen können, anstelle des Wassers entweder folgenden Tee trinken:

Am Abend überbrüht man 2 Suppenlöffel Brennnesselblüten mit ½ Liter heißem Wasser und lässt es über Nacht ziehen.

Oder:

Tee von trockenen Okra-Schoten (Hibiscusesculentus):
50 Stück mit 1 Liter heißes Wasser überbrühen, 30 Minuten kochen lassen und sofort abseihen.

4. Erkrankungen der Leber und der Gallenwege

Die Leber ist ein so wichtiges Organ im menschlichen Körper, dass ohne sie das Leben unvorstellbar wäre. Sie befindet sich unter dem rechten Rippenbogen im obersten Bereich der Bauchhöhle. Die Leber besteht aus einem quadratischen und einem geschwänzten Lappen und ist nach dem Herzen das größte und wichtigste Organ im menschlichen Körper. Sie wiegt 1400–1700 g. Die Leber ist der Filter, durch den die in den Körper kommende Nahrung geleitet und umgewandelt wird, damit sie direkt von den Zellen aufgenommen werden kann. Sie erzeugt die Galle und ist ein Zentralorgan für die chemische Umsetzung im Organismus. Außerdem hat sie die Aufgabe, die Giftstoffe, die sich im Blut befinden, zu zerstören und die Zuckerreserven im Körper zu regulieren. Wenn aus irgendeinem Grund die Galle im Darm fehlt, werden die Fettstoffe nicht verwertet, sondern mit dem Stuhl ausgeschieden.

Außerdem reizt die Galle die Darmschleimhaut und zwingt die Gedärme, sich stärker zusammenzuziehen.

Um sich ein klares Bild darüber zu machen, was hier beschrieben wurde, ist es erforderlich zu wissen, dass das ganze unreine Blut der Bauchorgane (Darm, Magen usw.) die Leber passieren muss, bevor es dem Herzen zugeführt wird. Deshalb wirkt sich jede Störung der Leberfunktion auf den ganzen Körper schlecht aus und gefährdet ihn. Übermäßiges Trinken von Alkohol und Missbrauch von Tabak sind besonders schädlich und beeinträchtigen die Tätigkeit der Leber. Daher muss man bei Herz- und anderen Krankheiten die Leberfunktion steigern. Zu diesem Zweck sind die entsprechenden, angepassten gymnastischen Übungen erforderlich (Rücken, kreisförmige Bewegungen des Kreuzes), Lebermassagen, Atemübungen, ableitende Bäder, Dampfbäder, Sonnenbäder usw. Regelmäßig viel Bewegung und Luftbäder steigern den Blutkreislauf und verhindern

Blutstauungen im Körperinnern. Diese lokale Behandlung ist durch naturgemäßes Leben und natürliche Kost zu ergänzen: vorwiegend Obst, insbesondere Äpfel, Kirschen, Erdbeeren und Gemüse sowie Salate. Kalte Getränke und kaltes Wasser sind in diesem Fall schädlich. Zu bevorzugen sind warme und alkoholfreie Getränke.

Korsetts und andere beengende Kleidungsstücke dürfen nicht getragen werden.

Die normale Leberfunktion hängt eng mit dem Magen und dem Darm zusammen, daher alles, was eine Verdauungsstörung verursacht, meiden, um die Lebertätigkeit nicht zu erschweren.

Leberschwellung, Blutfülle (Blutandrang) in der Leber

Da die Leber reich an Blutgefäßen ist, tritt häufig eine Leberschwellung auf.

Ursachen: Am häufigsten bei Herzschwäche. Hier kann es durch entzündliche Blutfülle zu einer aktiven oder durch Blutstauung zu einer passiven Leberschwellung kommen. Die Blutfülle beobachtet man bei der Verdauung. Wenn diese normale Blutfülle in der Leber sehr häufig vorkommt und lange andauert, und zwar durch häufiges und üppiges Essen verursacht, kommt es allmählich zu einem krankhaften Zustand. Der kann aber auch durch Alkoholmissbrauch, fehlende Menstruation bei Frauen, Blei- und Phosphorvergiftung und anderen Infektionskrankheiten verursacht werden.

Anzeichen: Schweregefühl und dumpfe Schmerzen unter dem rechten Rippenbogen, und zwar meistens nach dem Essen und beim Gehen. Der Leberbereich ist druckempfindlich und man hat das Gefühl, als ob die Kleider einen einengen würden und man nicht frei atmen könne. Lebervergrößerung und oft auch Gelbsucht. Ferner Verdauungsstörungen und Schüttelfrost. Bei der Feststellung der Diagnose ist darauf zu achten, dass man die Leber tasten kann, wobei die Kinderleber im Verhältnis immer etwas größer ist.

Prognose: Der Blutandrang in der Leber bessert sich an und für sich sehr bald, falls die Schwellung nicht durch eine Herzkrankheit verursacht wurde. In einem solchen Fall ist der Zustand gefährlicher.

Vorbeugung: Wie anfangs erwähnt, Leibesübungen, entsprechende Diät, Atemübungen usw.

Die Volksmedizin empfiehlt folgenden Heilplan

Vor allem Kausaltherapie, d. h. die Grundkrankheit behandeln.

Äußerlich: 1 bis 2 Abende hintereinander warmen (37° C) Einlauf mit Kamillentee. Danach immer bei Verstopfung mit ½ Liter warmem Wasser.

In leichteren Fällen, wo die Leberschwellung nur als lästig empfunden wird:

Morgens, mittags und abends Wärmeflasche oder eine gewöhnliche Flasche, mit warmem Wasser gefüllt, oder einen warmen Ziegel auf den Bauch legen.

In schwereren Fällen täglich:

☞ **Schritt 1:**

Morgens entweder eine Dampfkompresse auf die Leber legen, 20–30 Minuten: Heublumen überbrühen oder den Beutel mit gekochter Rollgerste füllen und auflegen.

☞ **Schritt 2:**

Anschließend Bauchkompresse: Das Tuch in lauwarme Heublumenabkochung oder lauwarmes Wasser tauchen und dann auflegen.

☞ **Schritt 3:**
Gleichzeitig kalte Kompressen aufs Herz legen und 2–3 Stunden behalten.

☞ **Schritt 4:**
Ein heißes Heublumenbad machen (39° C–42° C), 15–30 Minuten.

Vor dem Mittagessen und am Abend vor dem Schlafengehen kann man auf Wunsch die Morgenanwendungen wiederholen, und zwar:

☞ **Schritt 5:**
Eine Dampfkompresse auf den Bauch legen.

☞ **Schritt 6:**
Anschließend Mittagsanwendungen und Kompressen über Nacht behalten. Bei Herzkranken jeden zweiten Abend die Prozeduren vom ersten Tag wiederholen.

Bei gesundem Herzen:
Äußerlich:

☞ **Schritt 1:**
Dampffußbad 2–3-mal wöchentlich

☞ **Schritt 2:**
Anschließend Trockenwickeln zur Schweißförderung. Das Schwitzen kann man durch Bauchkompresse und Wärmeflasche auf die Leber beschleunigen.

☞ **Schritt 3:**
Äußerst wichtig sind die Atemübungen, und zwar: Morgens, mittags und abends vor dem Essen und Schlafengehen 10- bis 15-mal tief durch die Nase einatmen und langsam durch den Mund ausatmen.

☞ **Schritt 4:**
Während der warmen Jahreszeit barfuß laufen.

Innerlich:

☞ **Schritt 1:**
Morgens auf nüchternen Magen 1 Tasse Honigmilch: ½ Liter Milch mit ½ kg Honig vermischen und in einem Tiegel, dessen Deckel mit Teig bestrichen wird, über Nacht bei kleiner Temperatur kochen lassen.

☞ **Schritt 2:**
Nach der Honigmilch, ebenfalls vor dem Essen, 1 Tasse Tee:
1 kg Gerste
1 kg Zwiebel
4 Liter Wasser
Das Ganze auf 2 Liter einkochen, abseihen und trinken.

☞ **Schritt 3:**
10–15 Minuten danach, noch immer vor dem Frühstück, 1 Tasse schwarzen Rettichsaft:
Den schwarzen Rettich fein reiben und ½ Stunde vor dem Einnehmen ausdrücken, damit er keine Blähungen verursacht.

☞ **Schritt 4:**
Entweder:
Hopfentee: 12 g Hopfenzäpfchen (Humulus lupulus) in 1 Liter Wasser auf ½ Liter einkochen
Oder: je 10 g Cytisus albus
Karotte – Daucus carota
Hopfen – Humulus lupulus
½ Liter Wasser
Das Ganze auf die Hälfte einkochen, abseihen und kalt dreimal täglich trinken (1 kleines Weinglas).

Oder: Waldmeistertee – Asperula odorata – 3-mal täglich 1 kleines Gläschen trinken

Oder: destilliertes Wasser

Von großem Nutzen ist es ebenfalls, in den ersten 15 Tagen der Behandlung vor dem Mittag- und Abendessen 1–2 Esslöffel Olivenöl mit 5–10 Tropfen Zitronensaft einzunehmen, und zwar 10 Minuten nach dem gewählten Kräutertee.

Wirkstoffe des Hopfens: Der Hopfen (Humulus lupulus), und zwar seine weiblichen Blüten, enthält Hopfenbittersäure, Gerbstoff, Chaolin, Fettsäure und Wachs. Das Lupulon wirkt antibiotisch. Die Drüsenschuppen (Glandulae lupuli, Lupulinum) sind ebenfalls als Heilmittel zu verwenden. Das Hopfenöl wirkt sedativ. Der Hopfen ist schmerzstillend und Nerven beruhigend.

Durch die bekannte Formel »Es geht mir immer besser und besser und ich werde bald ganz gesund« versuche man, sich Mut zuzusprechen und Glauben und Vertrauen zu festigen.

Diät (als zusätzliche Maßnahme)

Leichte, naturgemäße Milch-Pflanzenkost mit vorwiegend Obst und Gemüse: Pfirsiche, Marillen, Erdbeeren, Zitronen, Orangen, Äpfel, Nüsse, Haselnüsse, Popcorn und Salate. Vollkornbrot, mit Wasser verdünntes Joghurt und Fruchtsäfte.

Verboten: Alkohol, Kaffee, Kakao, ausgebackenes Brot, sehr heiße und sehr kalte Getränke.

Während des Tages öfters und zu bestimmten Zeiten essen. Den Durst stillt man anstelle von Wasser

entweder: mit Enziantee: 1 Teelöffel Enzian – Centiana lutea – Gelber Enzian in 400 g Wasser auf die Hälfte einkochen und abseihen. Dreimal täglich 1 Kaffeetasse nach dem Essen trinken.

oder: Nelkenwurztee – Geum urbanum.

Hier in diesem Fall ist eine Traubenkur besonders zu empfehlen.

Gewöhnliche Gelbsucht (Icterus catarrhalis)

Man spricht von Gelbsucht, wenn die Haut und die sichtbaren Schleimhäute des Körpers gelb werden. Sie ist gewöhnlich die Begleiterscheinung einiger Magen-, Darm- und Lebererkrankungen.

Die Gelbfärbung der Haut hat verschiedene Nuancen, wonach man dann auch die Art der Gelbsucht feststellen kann: Man unterscheidet: bei länger bestehendem Leberschaden eine tief olivgrüne Gelbsucht (Verdinikterus).

Bei gesteigertem Blutabbau ist die Haut stroh- oder zitronengelb.

Bei Verschluss der Gallenwege oder frischer Leberentzündung ist die Haut rötlich (Rubinikterus).

Man unterscheidet zwei große Gruppen von Gelbsucht:

- Hämolytischer Ikterus, bei vermehrter Bildung von Gallenfarbstoffen durch beschleunigten Zerfall der roten Blutkörperchen.
- Gelbsucht durch gestörte Ausscheidung von Gallenfarbstoff

1. Bei Verschluss der Gallenwege, z. B. durch Gallensteine, kann keine Galle mehr in den Darm gelangen und wird ins Blut rückgestaut. Dieser Verschluss kann auch vorübergehend, durch krampfartiges Zusammenziehen der Gallenwege (Dyskinesie), durch Nervenerregung, plötzliche Überforderung des Verdauungssystems durch fette Speisen, Kaffee oder durch Entzündungen ausgelöst werden. Auch Tumore der Nachbarorgane können den Gallengang abdrücken.
   Eine Störung der Gallenausscheidung ist ebenfalls durch Gifteinwirkung bestimmter Medikamente möglich (Cholostatischer Ikterus). Gelbsucht ohne sichtbaren Grund nennt man »Idiopathische Cholostase«.

2. Gelbsucht durch Schädigung der Leberzellen, welche den Gallenfarbstoff nicht mehr aus dem Blut herausfiltern können:

- mangelnde Blutversorgung bei Herzfehlern. Die Leber ist hart und vergrößert
- durch Vergiftung mit Alkohol, Quecksilber, Pilzen u. Ä.
- Infektionskrankheiten (Scharlach, epidemische Gelbsucht oder als Folgeerscheinung der Leberzirrhose)
- Bluttransfusionen (Homologer Serumikterus)
- durch tropisches Gelbfieber
- durch Zerstörung der Leberzellen infolge schwerer Vergiftungen, Ausgang tödlich.

Die Behandlung muss sich immer nach der Ursache richten, ob Gallensteine, Gallenblasenentzündung, Leberentzündung oder Vergiftungen vorliegen.

In allen Fällen sind Bettruhe, warme Leibwickel, fettarme und gewürzfreie Kost, sogar anfangs einige Tage völliges Fasten, angebracht.

Gallenblase

Die Gallenblase hat die Form einer mit dem Stiel nach unten gedrehten Birne. Sie ist ein dünnwandiger Schleimhautsack, der mit der Leber direkt verbunden ist. Die Leber arbeitet Tag und Nacht ununterbrochen. Sie produziert die Galle, welche verdickt in der Gallenblase gespeichert wird, bis der Zwölffingerdarm – der größte Teil des Dünndarms – signalisiert, die Galle abzugeben. Die Gallenblase zieht sich daraufhin sofort zusammen und stößt die in ihr gespeicherte Galle aus, welche von da in die Gedärme gelangt, um sich an der Nahrungsverdauung zu beteiligen, d. h. hauptsächlich an der Verdauung der Fette. Sobald die Galle das für die Verwertung der Fette Erforderliche abgegeben hat, wird sie weitertransportiert und mit dem Stuhl ausgeschieden. Sie gibt dem Stuhl seine normale Farbe. Bei einer Verstopfung des Gallenganges erscheint der Stuhl grau-weiß, weil die Galle nicht in den Darm gelangen kann.

Ursachen: Am häufigsten sind Entzündungsprozesse in der Leber und in den Gallengängen, verursacht durch Mikroben oder Virusinfektionen oder durch die Verstopfung infolge einer Stein- oder

Tumorbildung u. Ä. Ferner Stoffwechselstörungen, Magen- und Darmverstimmungen, Alkoholvergiftung, Tumor im Gallengang, Schlaganfälle, Bauchtyphus, starker Schüttelfrost, Syphilis u. Ä.

Anzeichen: Das offensichtliche Kennzeichen dieser Erkrankung ist die gänzliche Gelbfärbung der Haut, die anfangs an den Skleren (das Weiße im Auge) zu sehen ist, später aber die ganze Haut erfasst. Das kommt daher, dass sich die Galle nicht in den Zwölffingerdarm ergießen kann, sondern in der Leber bleibt und durch die Rückstauung in das Blut gelangt. Mattigkeit, Magen- oder Darmverstimmungen und Appetitlosigkeit gesellen sich hinzu. Die Zunge ist mit einer dicken braunen Schicht belegt, bitterer Mundgeschmack und Abneigung gegen Essen. Schmerzen unter dem Sonnengeflecht und im rechten Schulterbereich. Der Harn ist rotbraun und zeigt beim Schütteln einen gelben Schaum. Der Stuhl hat die Farbe der Lehmerde und riecht unangenehm. Kopfschmerzen und Gewichtsabnahme kommen noch hinzu. Der Kranke klagt über Magenverstimmung und Hautjuckreiz, der manchmal so stark sein kann, dass der Betroffene nicht zur Ruhe kommt (Gallenwegverschluss). Schwacher Puls und vergrößerte Leber sind auch festzustellen.

Prognose: Die Gelbsucht dauert 4–8 Wochen. Leichtere Fälle können nach 1–2 Wochen vergehen.

Vorbeugung: Durch eine Umstellung auf die naturgemäße Nahrung kann man der Gelbsucht vorbeugen. Täglich 1–2 Zitronen essen und regelmäßig Atemübungen durchführen. Vor allem die Grundursachen vermeiden.

Behandlung: Einweisung in ein Spital ist unvermeidlich, um die ärztliche Behandlung durchführen zu können.

Die Volksmedizin empfiehlt

Vor allem Bettruhe.

1- bis 2-mal einen kräftig lauwarmen Einlauf (28° C) machen, da er die Darmperistaltik kräftigt und die Gallenausscheidung steigert.

Zur Anregung des Blutkreislaufes täglich 2–3 Sitzbäder (30° C bis 25° C, 10–20 Minuten)

oder:

Reibesitzbäder (25° C bis 20° C, 20–40 Minuten) machen und abends vor dem Schlafengehen warme (35° C) Heublumenkompressen oder nur feuchtwarme (20° C) Kompressen auflegen. Bei Unverträglichkeit kann man die Bäder durch heiße Dampfkompressen im Leberbereich ersetzen. Mit einer Wärmeflasche hält man die Temperatur der Kompressen konstant. Zwischen zwei Dampfkompressen kann man entweder Bauchkompressen legen oder 1–2 heiße (40 ° C bis 38° C) Sitzbäder vornehmen.

Da das Schwitzen raschere Ausscheidung der im Gewebe und im Blut angestauten Galle fördert, empfiehlt es sich, 1–2-mal wöchentlich allgemeine Dampfbäder und danach Trockenwickel und 2–3-mal wöchentlich Bauchdampfbäder durchzuführen. Nach dem Schwitzen anschließend Sitz- oder Reibesitzbäder.

Tagsüber den Mund öfter mit lauwarmem Wasser spülen und Zähne regelmäßig putzen. Zur Juckreizlinderung reibe man die betreffende Körperstelle mit Zitronensaft ab. Falls keine Zitrone vorhanden ist, nehme man schwaches Essigwasser. Wenn man Essiggeruch nicht verträgt, kann man dem Wasser Zitronensaft oder Zitronensäure (Apotheke) hinzufügen.

Heilplan der Volksmedizin

☞ **Schritt 1:**

Zur Ermutigung gleich nach dem Aufwachen sich mit dem Gedanken beschäftigen »Es geht mir immer besser und besser …« Anschließend lauwarme Abreibung von Bauch und Geschlechtsorganen. Abtrocknen.

Tagsüber im Bereich der Leber einen der angeführten Wickel auflegen. Man kann auch anstelle des Wickels einen warmen Ziegel verwenden:
Den erträglich warmen Ziegel mit heißem Essigwasser übergießen, in ein Tuch einschlagen und auflegen. Behalten, solange man es verträgt.

☞ **Schritt 2:**

Um 4 Uhr vor der Morgendämmerung im Bett folgende Mischung einnehmen:
¼ Teelöffel (Kinder die Hälfte) Calleuli vesicae, Calleuli hepatica (kommt in den Gallenwegen der Kälber und Ochsen vor), trocken und in der Kaffeemühle gemahlen. Das Pulver ist dunkelrot.
Man fügt 1 Esslöffel (Kinder 1 Teelöffel) Zitronensaft hinzu und verabreicht es dem Kranken, der nach der Einnahme weiterschlafen soll. Dieses Mittel nimmt man an drei Morgen hintereinander ein, jedoch keine anderen Medikamente.

☞ **Schritt 3:**

Morgens, mittags und abends 20 Minuten vor dem Essen:
Feigenzitronenmischung: 6 Zitronen vierteln und jedes Viertel wieder halbieren, sodass es insgesamt 48 Stück werden. Die Zitronen müssen entkernt werden und sind mit Schale zu verwenden. 24 Feigen halbieren. Die ganze Zitronenfeigenmasse mit ½ Teelöffel vorgeröstetem Alumen (Apotheke) und 1 Esslöffel Rheum rhaponticum (Rhabarber) vermischen und mit reinem Weinessig übergießen, bis das Ganze unter der Flüssigkeit liegt. 2 Tage stehen lassen, damit die Flüssigkeit aufgesaugt wird.

Dosis: Erwachsene: 2 Feigenhälften und 1/8 Zitrone. Kinder: 1 Feigenhälfte und die Hälfte der Achtelzitrone. Diese Kur dauert 3 Tage und wird erst nach 2 Wochen wiederholt.

☞ **Schritt 4:**

10 Minuten danach 1 Weinglas (75 g) Kräutertee:

je 50 g
Johanniskraut (Blätter und Blüten) – Hypericum
Sandstrohblume (Blüten) – Helichrysum arenarium
Fette Henne – Sedum maximum (Blätter)
Blutroter Storchenschnabel (Blätter und Blüten) – Geranium sanguineum
Wermut (Blätter und Blüten) – Artemisia absinthium
Leberblümchen – Anemone hepatica
Roter Wacholder – Junijperus oxycerdus (Beeren)
Wegwarte – Zichorie – Cichorium intybus

Das Ganze vermischen und 2 Esslöffel der Mischung mit 10 halbierten Hagebutten vermengen, mit ½ Liter siedendem Wasser übergießen und bei schwacher Hitze 10 Minuten kochen lassen. Kalt abseihen.

Von großem Nutzen ist es, während der Behandlung eine Kur mit destilliertem Wasser durchzuführen.

Nach dem destillierten Wasser trinkt man entweder den Schöllkrauttee (Chelidonium majus):

1–2 Büschel Schöllkraut mit Wurzel klein schneiden und in ½ Liter Wasser kochen. Da dieser Tee sehr schnell zu gären anfängt, muss man ihn sofort abseihen und kalt aufbewahren.

Dosis: 1 Esslöffel 3-mal täglich vor dem Essen und nach dem destillierten Wasser

oder: zu gleichen Teilen:
Ringelblume – Calendula
Echten Ehrenpreis – Veronica
Fenchel – Foeniculum
Löwenzahn – Taraxacum
Liebstöckel – Levisticum
Oregano – Origanum majorana

Ca. 1–2 Esslöffel der Mischung wie oben beschrieben kochen und 3-mal täglich nach em Essen 1 Weinglas voll trinken.

Nach dem Essen 5–6 Feigen zubereiten:

20–30 Feigen mit einer Nadel an mehreren Stellen durchlöchern und mit Zitronensaft oder reinem Weinessig übergießen. 2–3 Tage stehen lassen und dann mit der Kur beginnen.

Anmerkung: Bei Gelbsucht ist für die kranke Leber sehr wichtig, dass man täglich morgens, mittags und abends 1 Tasse Milch, mit 1 Esslöffel Lindenholzkohlepulver und etwas Honig vermischt, trinkt.

☞ **Schritt 5:**

2 Stunden nach dem Essen 1 Teelöffel (Kinder ½ Teelöffel):
Saft von 2 Zitronen mit dem Saft von 2 Knoblauchköpfen vermischen, durch ein Tuch pressen und die entsprechende Dosis verabreichen.

☞ **Schritt 6:**

10 Minuten danach 1 Weinglas Kräutertee:

je 100 g
Basilikum – Ocimum basilicum
Sellerieblätter und -blüten – Apium
Brennnesselwurzeln – Urtica
Sauerdornwurzeln – Berberitze – Berberis vulg.
Nussblätter – Juglans
Zitronenmelisse (Blätter) – Melissa
Bohnenkraut (Blätter und Blüten) – Satureja

3 Esslöffel der Mischung mit 700 g siedendem Wasser übergießen und noch 10 Minuten kochen lassen. Abgekühlt durchseihen.

☞ **Schritt 7:**

Bei Bedarf am Abend vor dem Schlafengehen:
Einlauf mit ½ Liter (Kinder ¼ Liter) warmem Wasser.

Anschließend entweder einen Zwiebelwickel auf die Leber legen: Gebratene, geschälte, leicht ausgedrückte und klein geschnittene Zwiebeln mit 10–15 entkernten, eingeweichten und zerquetschten Dörrpflaumen und etwas Maismehl vermischen. Einen aus dünner Baumwolle angefertigten Beutel mit der zubereiteten Masse füllen und auflegen.

Oder:

Gleiche Teile Zwiebeln und Petersilie klein schneiden 1 Esslöffel Leinsamen. Das Ganze in 100 g Milch zu einem dicken Brei kochen. Vor dem Auflegen 1 Esslöffel Staubzucker hinzufügen. Den Wickel mit einer saugfähigen Schicht abdecken und mit einer Wollbinde festhalten. Damit die Temperatur konstant bleibt, eine Wärmeflasche darauflegen. Bis zum Morgen behalten.

Anmerkung: Um den Gallengang schneller zu reinigen, trinke man vor dem Schlafengehen 1 Tasse Karlsbader Salz-Wasser:

1 Teelöffel Karlsbader Salz in 150 g warmem Wasser auflösen.

Wichtige Maßnahmen

- Um eine schnellere Genesung zu erzielen, ist Bettruhe in Rückenlage unerlässlich. Nach dem Abklingen der Gelbsucht kann der Kranke aufstehen und allmählich auf die normale Kost übergehen.
- Bei Schmerzen im ganzen Bauchbereich Wickel in 3-facher Lage.

Bei starkem Hautjuckreiz:

Entweder:

Abreibung des Körpers mit Perückenstrauchtee:

5 Esslöffel Blätter in 1 Liter Wasser 10 Minuten kochen lassen und kalt abseihen. Dann 2 gehäufte Esslöffel Salz und Essig hinzufügen.

oder:

100 g Essig mit 30 g Olivenöl vermischen

- Anschließend ein warmes (37° C) Bad, 10–20 Minuten.
- Danach den Kranken in trockene Tücher wickeln, um das Schwitzen zu fördern.
- Nach der Genesung 6 Monate lang die vorgeschriebene Diät einhalten, wobei gleichzeitig jede körperliche Überanstrengung zu meiden ist.
- Keine Sonnenbäder im Sommer.
- Mehrmals täglich den Mund mit lauwarmem Wasser spülen.

Diät (als zusätzliche Maßnahme)

- Bis zur Wiederherstellung des Appetits eine Fastenkur von 2–3 Tagen einschieben. Während dieser Zeit den Saft von 1–2 Zitronen mit überkochtem Wasser verdünnen und mit etwas Honig süßen und trinken. Den Zitronensaft kann man auch durch weißen Rettichtee ersetzen:

  Einen weißen Rettich in dünne Scheiben schneiden und in 1 Liter Wasser 30 Minuten kochen. Abgekühlt durch Pressen abseihen.
- Nach Ablauf der Fastenkur geht man allmählich auf flüssige vegetarische Kost über: Obstkompott, gebratener und gekochter Kürbis (Bratkürbisse verwenden), gemixtes Joghurt, gekochte Körner (Weizen u. a.), Haferflocken, Reis, Grieß u. Ä.
- Der dritte Abschnitt in der Diät sind Gemüsebreie: Karotten, Kartoffeln, gedämpftes Gemüse und Obst. Salate und Popcorn, das die Leber ausgezeichnet reinigt.

  Ab und zu darf man sich ein weich gekochtes Ei oder rohes Eigelb erlauben.

  Da die Fettstoffe unverdaut bleiben, muss die Kost bis zur völligen Genesung fettfrei sein. Gewürze und Alkohol sind vom Speiseplan gänzlich zu streichen. Tabak ist verboten. Beim Zusammenstellen des Speiseplans ist darauf zu achten, dass blähende Speisen fehlen. Salate, die einen wesentlichen Bestandteil der Diät darstellen, sind mit Zitronensaft abzuschmecken.

  Einen wertvollen Teil der Diät bilden Frucht- und Gemüsesäfte, da die Fruchtsäure die eingedickte Galle verdünnt und die Harnausscheidung steigert.

Einige Tipps für das Frühstück: Entweder eine in Scheiben geschnittene Zitrone mit etwas Salz essen oder Lindenholzkohle einnehmen:

1 Tasse Joghurt mit 1 Esslöffel Lindenholzkohle und etwas Honig vermischen und trinken. Am Abend nach Wunsch wiederholen.

Vor dem Mittag- und Abendessen:

1 Esslöffel Zitronensaft
1 Teelöffel reine Zitronensäure
2 Teelöffel Staubzucker
300 g überkochtes Wasser

Das Ganze gut durchmischen.

Den Durst kann man mit folgenden Getränken stillen:

Destilliertes Wasser
Zitronensaft
Berberitzen- (Sauerdorn) Tee
Karottenblättertee

4 Esslöffel Blätter in 1 Liter Wasser 10 Minuten kochen und kalt abseihen. Man wähle das entsprechende Getränk oder wechsle es ab.

Perniziöse Gelbsucht

Ursachen: Bösartige Erkrankungen der Leber, der Gallenwege und der benachbarten Organe. Starke seelische Erschütterungen, Alkohol- und Sexualmissbrauch, Cholera, Pneumonie u. a. Ferner Phosphor- und Arzneimittelvergiftung. Diese Art der Gelbsucht kommt bei Frauen häufiger vor als bei Männern.

Anzeichen: Progressive Gelbwerdung des Körpers. Man unterscheidet zwei Phasen:

1. Phase: Anfänglich Essunlust, Schlaflosigkeit, Brechreiz, gelbes Erbrechen, Kopf- und Rückenschmerzen, Mattigkeit, leichter Schüttelfrost. Später tritt die Gelbsucht auf. Diese Phase dauert manchmal ganz kurz und manchmal auch länger.

2. Phase: Gleichzeitig mit der Gelbsucht können Blutungen auftreten, wie Nasenbluten, Bluterbrechen und Blutungen im Magen- und Darmtrakt. Das Blut dringt auch in das unter der Haut befindliche Gewebe ein und wird als Hautflecken, wie Flohbiss oder Nesselausschlag, sichtbar. Weitere Anzeichen sind Mattigkeit und Leberschmerzen. Je mehr Zeit vergeht, desto dunkler und grüner wird die Haut: fleckiges Gesicht und blutige Augen. Im Endstadium kommt es zur Harnsperre, Temperatur über 40° C, Ohnmachtsanfall, Mund und Zähne sind schwarz belegt, Schluckauf, wirres Reden und tödlicher Ausgang (gewöhnlich in einer Woche).

Prognose: Sehr ernst

Vorbeugung: Vor allem umschalten auf naturgemäße Milch-Pflanzenkost, wobei alle alkoholischen Getränke strikt verboten sind. Auch das Rauchen ist völlig zu unterlassen.

Behandlung: Zuerst die Grundkrankheit vom Facharzt behandeln lassen.

In der Volksmedizin wendet man den unter »Gelbsucht« angegebenen Heilplan mit folgender Ergänzung an

☞ **Schritt 1:**

Strenge Bettruhe

☞ **Schritt 2:**

50–60 g Zitronensaft mit ½ Liter destilliertem Wasser und etwas Honig vermischen.

Der Kranke soll innerhalb von 24 Stunden dieses Mittel austrinken.

☞ **Schritt 3:**

Entweder: den Kräutertee:

1 Esslöffel Echtes Eisenkraut – Verbena off.
1 Esslöffel Gemeiner Erdrauch – Fumaria off.
1 Esslöffel Echte Nelkenwurz – Geum urbanum

Die o. a. Kräuter mit 600 g kochendem Wasser übergießen, über Nacht stehen lassen und am Morgen abseihen.

Dosis: Morgens, mittags und abends vor dem Essen je ein Weinglas trinken.

oder: Sandstrohblumentee:

1 Esslöffel Sandstrohblumen –
Helichrysum arenarium

In ½ Liter Wasser auf die Hälfte einkochen lassen und gleich abseihen. 1 Esslöffel Gallensaft eines frisch geschlachteten Ochsen hinzufügen.

Dosis: morgens, mittags und abends vor dem Essen 1 Teelöffel.

oder: Klettentee

10 g Blätter in Wein oder Weinessig kochen und 10–15 Minuten vor dem Essen als Tee trinken.

oder: Enziantee

Gelber Enzian – Gentiana lutea
Gelbe Wiesenrute – Thalictrum flavum

Beide Kräuter zu gleichen Teilen mischen und 1 Esslöffel davon in 300 g Wasser 3–5 Minuten kochen und abseihen.

Dosis: 3-mal täglich vor dem Essen 1 Tasse. Bei Durst destilliertes Wasser trinken.

Zur Reinigung des Blutes von der Galle wird folgender Heilplan empfohlen

☞ **Schritt 1:**

Dreimal täglich Atemübungen, 20–30-mal.

☞ **Schritt 2:**

1–2 lauwarme Einläufe (26° C) mit ½ Liter Wasser, die peristaltikartige Darmbewegungen verursachen und die normale Gallenausschüttung anregen.

☞ **Schritt 3:**

Tagsüber entweder heiße Kompressen auf die Leber auflegen oder 1–2 Reibesitzbäder machen (40° C bis 38° C, 10–20 Minuten).

☞ **Schritt 4:**

Eine Essig-Olivenölmischung zubereiten und vor dem Schlafengehen den ganzen Körper damit abreiben.

☞ **Schritt 5:**

Anschließend eine Bauchkompresse aus Heublumentee (37° C) auflegen.

☞ **Schritt 6:**

Wöchentlich 1–2 Dampfbäder. Nach dem Schwitzen kühle (20° C) Abreibungen mit Zitronenwasser. Danach einen Bauchwickel mit Heublumen.

Diät (als zusätzliche Maßnahme)

Unmittelbar vor dem Essen morgens, mittags und abends 1 Esslöffel der folgenden Mischung einnehmen:

300 g Weinessig oder Zitronensaft und 1 Knoblauchkopf gut auspressen und den Saft dazugeben.

Frühstück: Lindenblütentee und Roggenbrot

Zu **Mittag** und am **Abend** zuerst als Vorspeise eine Salatplatte: Schwarzen Rettich und Zwiebel zu gleichen Teilen mit Olivenöl und Zitronensaft zubereiten. Kein Speiseöl verwenden. Als Hauptspeise Bohnen (keine frischen), die man mit Karotten und Sellerie ohne Fett kocht. Mit Zitronensaft abschmecken.

Chronische Blutstauungen in der Leber (Chronische Hepatitis)

Ursachen: Entzündungen, Infektionskrankheiten (Malaria, Syphilis), ständiger Blutzufluss oder unregelmäßiger Blutkreislauf. Bei Herzkrankheiten ist der Blutabfluss aus der Leber beeinträchtigt. Bei Essgierigen ist die Aorta ständig überfüllt und bei sitzender Lebensweise, Fettleibigkeit und chronischer Verstopfung kommt es zu Blutstauungen im ganzen Bauchraum, folglich auch in der Leber.

Anzeichen: Je nach Grundkrankheit sehr verschieden. Mattigkeit, Völlegefühl im Bauch, Schweregefühl unter dem rechten Rippenbogen und Verdauungsstörungen. Schweregefühl im Kopf und Hämorrhoiden sind Anzeichen des Blutandrangs in der Leber.

Behandlung: Vor allem die Grundkrankheit feststellen und heilen.

Heilplan der Volksmedizin

☞ **Schritt 1:**

Morgens gleich nach dem Aufwachen ist es wichtig, dass der Kranke den Tag mit der Hoffnung auf Genesung beginnt.

Lauwarme Abreibung im Achselhöhlen- und Genitalbereich.

10–20 Atemübungen. Durch die Nase tief einatmen und durch den Mund langsam ausatmen. Diese Atemübungen sind vor dem Mittag- und Abendessen zu wiederholen.

Tagsüber entweder ein Heilpflaster »Alkanna tinctoria« im Leberbereich (siehe Seite 25) aufkleben.

Oder:

einen Beutel mit einer Schwefel-Salzmischung auflegen:
6 Esslöffel Salz und 3 Esslöffel Schwefel mischen.
Einen Beutel anfertigen und im Abstand von 2 cm durchsteppen, damit Rillen zum Füllen entstehen.

An einem der beiden Wochenendtage eine Pause einlegen. Während der Menstruation sind die Anwendungen ebenfalls zu unterbrechen. Nur Kräutertees und Diätvorschriften müssen eingehalten werden.

☞ **Schritt 2:**

Im Sommer vormittags zwischen 10–12 Uhr Chlorophyllbäder nehmen: Abwechselnd den Bauch und den Rücken mit großen grünen Sonnenblumen- oder Kürbisblättern bedecken und 1 Stunde in der Sonne liegen oder solange man es aushält. Danach die betreffenden Körperstellen mit lauwarmem sonnengewärmten Wasser abreiben oder den Körper damit begießen.

☞ **Schritt 3:**

Vor dem Schlafengehen 1–2 Abende hintereinander einen warmen Einlauf mit 1 Liter Kamillentee machen:
3 Esslöffel Kamillenblüten mit 1 Liter siedendem Wasser übergießen. Lauwarm abseihen. Später nur bei Verstopfung einen Einlauf mit ½ Liter Kamillentee machen.

Anschließend an einem Abend Dampfkompressen im Leberbereich auflegen:
Einen Beutel aus dünner Baumwolle mit halb weich gekochter Gerste füllen und 20–30 Minuten behalten.
Danach eine Bauchkompresse auflegen:
Das vierfach gefaltete Tuch in Schafgarbentee tauchen:

2 Esslöffel Schafgarbe (Achillea) mit ½ Liter kochendem Wasser übergießen, 5 Minuten kochen lassen und kalt abseihen. Unter dem Leberwickel vorn und hinten und dem Bauchwickel entweder warme Quark (Topfen) -auflagen oder Sauerteig mit Rosskastanien: Dem vor 4 Stunden zubereiteten Sauerteig 10 Esslöffel mit Schale geriebene Rosskastanien oder zerkleinerte Holunderwurzeln hinzufügen und alles gut verkneten.

Gleichzeitig Nackenwickel mit Sauerteig:
Den Sauerteig mit 1–2 Esslöffeln geriebenen Rosskastanien anreichern.

Die Herzgegend gleichzeitig mit lauwarmem Essigwasser (zu gleichen Teilen) abreiben.
Alle o. a. Wickel über Nacht behalten.
Am anderen Abend im Leberbereich vorn und hinten warme Zwiebelauflagen machen:
Gebratene Zwiebel schälen, klein schneiden, leicht ausdrücken und in die Hälfte teilen, damit es für beide Beutel (vorn und hinten) ausreicht. In jeden Beutel gibt man noch 10 entkernte, eingeweichte und zerdrückte Dörrpflaumen und 1–2 Esslöffel Maismehl, um die überschüssige Feuchtigkeit aufzusaugen.

☞ **Schritt 4:**

Entweder: 1–2 Esslöffel von folgender Mischung:
150 g Olivenöl
½ kg Petersilienkraut klein schneiden
½ kg unbehandelte Zitronen (in Scheiben schneiden)

Das Ganze in einem Gefäß schlichten und im Wasserbad bei kleiner Hitze weich kochen. Kalt abseihen.

oder: 1–2 Esslöffel von:
150 g Saft vom schwarzen Rettich
Saft einer Zitrone

oder 1 Esslöffel von:
½ Liter Olivenöl
50 g Tannenwipfel oder grüne Tannennadeln

Das Ganze im Wasserbad 1 Stunde lang kochen, 2–3 Tage stehen lassen und dann abseihen. Den Saft von 5 Zitronen hinzufügen.

oder:

8 getrocknete Feigen halbieren (16 Stück insgesamt) 1 fleischige Zitrone der Länge nach halbieren und jede Hälfte in 8 Teile schneiden (insgesamt 16 Stück). Über die Masse ½ Teelöffel Alaun (Apotheke) und 1 Esslöffel Rheum raponticum (Apotheke) streuen. Darüber reinen Weinessig gießen, bis alles zugedeckt ist. 2 Tage ziehen lassen.

Nach der ersten Kur eine 14-tägige Pause einlegen und dann wiederholen.

☞ **Schritt 5:**

20 Minuten nach einem dieser Heilmittel 1 Tasse (75 g) Kräutertee:

Entweder: Abkochung von Purpurweide – Salix purpurea:
80 Weidenblätter mit 1 Liter siedendem Wasser überbrühen, 10 Minuten kochen lassen und kalt abseihen.

Die Kur dauert 10 Tage, dann eine 20-tägige Pause einlegen und die Kur wiederholen.

Oder: Heidelbeerwurzeltee – Vaccinium myrtillus
4 Esslöffel in 1 Liter Wasser 30 Minuten kochen und abgekühlt durchseihen.

Oder: je 50 g
Odermennig – Agrimonia eupatoria
Birkenblätter – Betula
Schafgarbe (Blätter und Blüten) – Achillea
Hirschzunge – Scolopendrium vulgare
Echtes Eisenkraut (Blätter) – Verbena off.
Löwenzahn – Taraxacum
Salbei – Salvia off.

Bitterklee – Menyantha trifoliata
Johanniskraut – Hypericum
Hirtentäschel – Capsella bursa pastoris
Gemeiner Erdrauch – Fumaria off.
Zichorie – Cichorium intybus

2 Esslöffel dieser Mischung mit ½ Liter siedendem Wasser übergießen und 10 Minuten kochen lassen; kalt abseihen.

Oder: je 10 g
Odermennig – Agrimonia
Birkenblätter – Betula
Salbei – Salvia
Johanniskraut – Hypericum
Schafgarbe – Achillea
Roter Wacholder – Juniperus oxycerdus
Eisenkraut – Verbena

Davon 1 Esslöffel in ½ Liter Wasser auf 300 g einkochen lassen. 2-mal täglich 1 Tasse vor dem Essen.

☞ **Schritt 6:**

Nach dem Essen 1 Teelöffel von: 250 g Honig mit dem Saft einer Zitrone vermischt.
Danach Kräutertee:
je 30 g Roter Wacholder – Juniperus oxycerdus
Kreuzenzian – Gentiana cruciata (Wurzeln)
Hopfen – Humulus lupulus
1 Madonnenlilien-Zwiebel – Bulbus Lilii Candidi
200 g Maissaft

Das Ganze in 2 Liter Wasser zugedeckt auf die Hälfte einkochen und kalt abseihen. Kühl aufbewahren, damit es zu keiner Gärung kommt.

Zum Durststillen sei einer der folgenden Tees empfohlen:

Entweder: Meerrettichtee

1 kg geriebenen Meerrettich mit 5 Liter siedendem Wasser übergießen, zudecken und kalt abseihen. In 5 Flaschen zu

1 Liter füllen und 5 Tage lang trinken.

oder: Rettichtee

1 mittleren schwarzen oder weißen Rettich klein schneiden und in 2 Liter Wasser bei kleiner Hitze 30 Minuten kochen lassen. Abgekühlt durch ein Tuch pressen.

oder: Hagebuttentee

50 g Hagebutten (zerquetschen) mit 1 Liter siedendem Wasser übergießen, dreimal aufsieden lassen und dann wegstellen. Kalt abseihen.

Diät (als zusätzliche Maßnahme)

Vegetarische Milch-Pflanzenkost mit vorwiegend Obst und Gemüse. Schwach gesalzen und mäßig mit Zitronensaft gesäuert. Scharfe Speisen und Alkohol sind gänzlich zu meiden. **Vor dem Mittag-** und **Abendessen** als Vorspeise 1–2 gebratene Zwiebeln ohne Zucker und Brot essen oder eine Salatplatte aus roher Zwiebel, Petersilienkraut und schwarzem Rettich zu gleichen Teilen. Den Rettich ½ Stunde vor dem Essen fein reiben, damit er kein Aufstoßen verursacht. Mit Olivenöl und Zitronensaft abschmecken. Salzfreien Schafkäse und Topfen (Quark) kann man dem Kranken als aufbauende Nahrung geben. Sauerkraut und Bohnen sind als blähende Speisen eher zu meiden.

Zu **Mittag** immer eine Salatplatte neben der anderen Nahrung essen. Mit Fleisch vorsichtig sein; man kann den Fleischessern 50–100 g (vom Lamm-, Kalb- oder Hühnerfleisch, frischem Meer- oder Flussfisch) zur anderen Nahrung dazugeben.

Abendessen: immer fleischlos, Joghurt mit 1–2 Esslöffeln geriebenem Sellerie, Gemüsespeisen, Teigwaren, Kompotte, Toastbrot.

Amyloidose (amyloide Leber)

Das Wort kommt aus dem Griechischen und bedeutet »Mehl, Stärke«. Es ist eine Anhäufung stärkeähnlicher Körnchen in der Leber.

Ursachen: Bei chronischen Eiterungen im Körper, eitriger Knochenentzündung u. Ä. kann es oft zu einer amyloiden Entartung der Leber kommen.

Anzeichen: Die Beschwerden sind die gleichen wie bei der Grundkrankheit. Druck und Schweregefühl im Leberbereich, Atembeschwerden, Appetitlosigkeit, Aufstoßen, Erbrechen, gespannter Bauch u. a. erschweren die Diagnose, da solche Symptome auch bei anderen Lebererkrankungen vorkommen.

Behandlung: Kausaltherapie, d. h. die Grundkrankheit behandeln.

Leberverhärtung (Leberzirrhose)

Am häufigsten bei Alkoholikern

Beim ersten oder zweiten Leberschaden, d. h. bei chronischer Leberentzündung, entwickelt sich die Leberverhärtung (Leberzirrhose). Es gehen immer mehr Leberzellen zugrunde und die Narben fangen an zu wuchern. Die Oberfläche der Leber wird höckerig und verhärtet. Zuerst schwillt die Leber an und dann setzt die Schrumpfung ein.

Man unterscheidet einige Formen der Leberzirrhose mit verschiedenen Krankheitszeichen. Am häufigsten findet man sie bei Alkoholikern.

Ursachen: Alkoholmissbrauch (Wein und insbesondere Schnaps) bei wenig Nahrungsaufnahme. Die größte Rolle spielt aber die überstandene epidemische Hepatitis (Gelbsucht), weiters Syphilis, Malaria, Herz- und Nierenerkrankungen und einige Infektionskrankheiten. Verschiedene Magen- und Darmstörungen können manchmal auch der Grund sein.

Anzeichen: Die Zirrhose tritt bei Männern (zwischen 40–60 Jahren) häufiger auf als bei Frauen. Der Anfang ist kaum zu bemerken.

Die anfänglichen Beschwerden sind gewöhnlich Appetitlosigkeit, bitterer Mundgeschmack, Verstopfung im Wechsel mit Durchfall, manchmal Schmerzen unter dem rechten Rippenbogen. Gelbwerdung der Gesichtshaut, Gewichtsabnahme, häufiges Erbrechen, insbesondere morgens. Da sich im späteren Stadium im Bauch Wasser ansammelt, vergrößert sich die Leber und die Beine schwellen an. Es kann zu einer Wasseransammlung von bis zu 20 Litern kommen. Die Leber schrumpft immer mehr zusammen und Nasen-, Magen- und Hämorrhoidenblutungen können auftreten. Weitere Krankheitszeichen sind Kopfschmerzen, allgemeine Schwäche, leichte Ermüdung und Hautjucken. Oft gesellt sich auch die Gelbsucht hinzu. Schweregefühl im Bauchraum und Bauchschwellung. Die Krankheit kann monate- und manchmal auch jahrelang dauern.

Prognose: Ernst. Bei rechtzeitiger Behandlung und Einhaltung einer strengen Diät tritt eine merkliche Besserung ein. Hat die Krankheit eine ausgesprochen schnelle Entwicklung angenommen, so kann sie tödlich ausgehen.

Behandlung: Durch den Facharzt.

Vorbeugung: Den Trinker zu zwingen, auf einmal ganz auf den Alkohol zu verzichten, würde zu keinem Erfolg führen, da das Trinken bei ihm zu einer Leidenschaft geworden ist. Daher empfiehlt es sich, zu Beginn der Behandlung zu bestimmten Zeiten ein wenig Alkohol zu erlauben. Ein plötzlicher kompletter Alkoholentzug ist nicht ratsam. Man ersetze den Schnaps durch Wein und Bier, da diese weniger Alkohol enthalten. Man sollte den Schnapspreis erhöhen und den Verkauf desselben in den Dorfkneipen einschränken. Auf diese Weise würde man den armen, mittellosen Säufern helfen, da sie für ihr Geld weniger Alkohol bekämen. Überhaupt ist es ratsam, den Gewohnheitstrinkern mehr Milchspeisen und Obst zu geben, falls sie keinen Ekel davor haben.

Innerlich:

☞ **Schritt 1:**

1 Monat lang morgens 1 Tasse heiße Speisesodalösung:

1 gehäufter Teelöffel Speisesoda
2 Esslöffel kaltes Wasser

Gut verrühren und das Glas mit heißem Wasser (noch besser mit destilliertem Wasser) bis zum Rand füllen. So lange rühren, bis das Wasser klar wird, und dann so schnell wie möglich austrinken. Diese Sodalösung hat eine doppelte Gärung (außerhalb des Magens, was sehr vorteilhaft ist). Hat man beim Schlucken Schwierigkeiten, so kann man dazwischen einen Schluck gewöhnliches kaltes Wasser trinken und dann mit der Sodalösung fortsetzen. Die Reaktion äußert sich darin, dass man schon während des Trinkens oder danach zu schwitzen beginnt.

☞ **Schritt 2:**

10 Minuten später 1 Tasse lauwarmes destilliertes oder gewöhnliches Wasser mit 6–12 Tropfen Zitronensaft oder Traubensaft trinken. Dieses Wasser hat die Eigenschaft, den Körper anzuregen. Nach dem Trinken der beiden o. a. Wassermischungen wirken die darin enthaltenen und verborgenen Heilstoffe und -kräfte so stark, dass sie den Körper von Giftstoffen befreien.

Diese Kur soll längere Zeit fortgesetzt werden. Schon nach einer kurzen Zeit spürt man eine Erleichterung und Frische, da die überflüssigen Säuren und Salze infolge der Neutralisierung ausgeschieden werden. Nach 4–5 Wochen, wenn sich die Wangen des Kranken rosig färben, ist die Kur beendet. Dann trinkt man 4–5 Wochen lang morgens heißes destilliertes oder gewöhnliches Wasser mit 6–12 Tropfen Zitronensaft oder 1 Teelöffel Traubensaft.
Die nächsten 4–5 Wochen nur 1 Tasse heißes destilliertes Wasser.

oder:

Tee vom Andorn – Marrubium – Gemeiner Andorn: 3-mal täglich 1 Tasse vor dem Essen

☞ **Schritt 3:**

10 Minuten danach 2–3 Tropfen Eukalyptusöl auf 1 Würfel Zucker einnehmen.

Heilplan der Volksmedizin

☞ **Schritt 1:**

Morgens lauwarme Abreibungen von Achselhöhlen und Bauch, trockenwischen.

1–2 Stunden nach dem Frühstück warme Porreebreiumschläge über den ganzen Bauch legen:

Den weißen Teil des Porrees klein schneiden, 3 Büschel Petersilienkraut zerkleinern, 30 eingeweichte, entkernte und zerdrückte Dörrpflaumen hinzufügen.

Das Ganze in 150 g Milch zu einem dickflüssigen, fast teigartigen Brei kochen. Eine saugfähige Schicht und eine Wollbinde als Abschluss. 8 Stunden drauflassen.

☞ **Schritt 2:**

Morgens, mittags und abends 20 Minuten vor dem Essen 1 Esslöffel Sirup von Aloe arborescens:

15–20 grüne Blätter von der Aloe (insgesamt 200 g) von den Nadeln befreien und zu einem Brei mahlen.

Je 50 g Holunderwurzeln (klein schneiden) – Sambucus
Zichorie (Wegwarte) – Cichorium intybus
Betonica – Echter Ziest hinzufügen.

In 1 Liter rotem Wein und etwas Honig 1 Stunde bei schwacher Hitze kochen. Sofort abseihen und kühl aufbewahren.

☞ **Schritt 3:**

10 Minuten nach dem Sirup 1 Tasse (100 g) Nusstee:
7 ganze Nüsse zerstoßen und in ein Mullsäckchen geben.

3 Esslöffel Brennnesselwurzeln – Urticaria
3 Esslöffel Distel – Onopordium
3 Esslöffel Haferkorn – Sativa – Avena sativa

Die angeführten Zutaten in 2 ½ Liter Wasser 20 Minuten kochen. Dann 5 Esslöffel folgender Mischung hinzufügen:

je 50 g:
Wermut (Blätter) – Artemisia absinthium
Schafgarbe – Achillea millefolium
Tannenwipfel
Breitwegerich (Blätter) – Plantago major
Isländisches Moos – Cetraria islandica
Blutroter Storchschnabel – Geranium sanguineum
Pfefferminze (Wurzeln) – Mentha piperita
Ringelblume – Calendula off.
Vogelknöterich – Polygonum aviculare
Kreuzenzian – Gentiana cruciata
Tausendguldenkraut – Centaurium
Frauenmantel – Alchemilla
Hopfenzapfen – Humulus lupulus
3 in Stücke geschnittene, ausgedrückte, entkernte und durch den Fleischwolf getriebene Zitronen

Die ganze Masse noch 15 Minuten kochen und sofort durch ein Tuch pressen. Beim Trinken mit Traubenzucker süßen. Kalt aufbewahren.

☞ **Schritt 4:**

2 Stunden nach dem Essen 1 Esslöffel der Mischung:

½ kg Honig
¼ Liter Zitronensaft
¼ Liter Olivenöl

einnehmen.

☞ **Schritt 5:**

10 Minuten danach 1 Tasse Kräutertee (siehe Schritt 3)

☞ **Schritt 6:**

- Am Abend vor dem Schlafengehen bei Bedarf einen warmen (37° C) Einlauf mit ½ Liter Wasser.
- Anschließend eine warme Zwiebelauflage auf den Bauch auflegen: Man fertigt einen Beutel aus dünnem Linon (Baumwollart) an, steppt ihn zweimal durch, damit drei Taschen entstehen. Die gebratenen Zwiebeln schälen, klein schneiden und leicht ausdrücken. 3 Büschel Petersilienkraut mit heißem Wasser übergießen und klein schneiden.
  9 Esslöffel junge Holunderwurzeln klein schneiden und zerquetschen.
  Das Ganze gut vermischen und etwas Maismehl hinzufügen, damit der Brei nicht zu flüssig wird. Den Beutel mit diesem Brei füllen und auflegen. Mit einem saugfähigen Tuch und einer Wollbinde abschließen.
- Jeden zweiten Abend eine Reisauflage auf den Bauch auflegen:
  300 g Reis
  45 eingeweichte, entkernte und zerdrückte Dörrpflaumen
  3 Esslöffel Leinsamenmehl (leicht vorrösten)
  Das Ganze in 900 g Wasser zu einem dicken Brei kochen. Mit einem saugfähigen Tuch abdecken und einer Wollbinde festhalten.
- Kopfwickel:
  Man fertigt eine Doppelhaube an, steppt sie zweimal durch und füllt sie mit Sauerteig:
  Den Sauerteig mit 1 Teelöffel geriebenem Meerrettich anreichern. Eine zweite Mütze (Strumpfmütze) darüberziehen. Über Nacht aufbehalten.

Allgemeine Anwendungen (als zusätzliche Maßnahmen)

- Bei Juckreiz den Körper mit Perückenstrauchtee (Cotinus) abreiben: 5 Esslöffel Tee in 1 Liter Wasser 10 Minuten kochen, kalt abseihen. Dann 2 Esslöffel Essig und 2 Esslöffel Salz hinzufügen.
- Der Kranke kann die Therapie durch gute Laune und Optimismus unterstützen.
- Im Sommer 20–30 warme Bäder (37° C), 10–20 Minuten, mit Holunderwurzelabkochung: Man nimmt den ganzen Holunder, d. h. Blätter, Blüten, Stängel und Wurzel, fügt Nussblätter, Storchschnabel und Schafgarbe hinzu und gießt die abgeseihte Abkochung ins Badewasser.
- Bei Wasseransammlung im Bauch muss die o. a. Behandlung unterbrochen werden und der Kranke ist nach dem Heilplan für Bauchwassersucht (Aszites) zu behandeln. Erst nach der Beendigung des Bauchwassersucht-Heilplanes darf man mit dem Heilplan für Leberzirrhose fortfahren.

Komplikationen: Bauchfellentzündung, Tuberkulose und perniziöse Gelbsucht.

Diät (als zusätzliche Maßnahme)

Eine vitamin- und kohlehydratreiche, aber fett- und eiweißarme Diät ist unbedingt einzuhalten.

Fleischessern darf man höchstens 2 Mal wöchentlich je 50–100 g frisches und mageres Fleisch erlauben. Magertopfen (Quark) und Magerkäse. Hauptsächlich Obst, vor allem Trauben, dann Kirschen, Pfirsiche, Honigmelonen, je nach Jahreszeit, Kartoffel- und Karottenpüree, Kompotte, Magermilch, Reis, Grieß u. Ä. Gewürze sind äußerst einzuschränken, ja sogar wegzulassen. Scharfe Speisen und Alkoholgetränke sollte man vom Speisezettel ganz streichen. Tabak ist verboten.

1. Frühstück: Aprikosensaft
200 g Aprikosensaft am Vorabend mit 30 g Hefe (Germ) gut verrühren, je 1 Teelöffel Bierhefe, Brennnesselmehl, Hagebuttenmehl hinzufügen.

2. Frühstück etwa eine Stunde später:
Milch und weißer Magerkäse. Vor dem Mittag- und Abendessen als Aperitif 1–2 gebratene Zwiebeln ohne Zucker und Brot.

Zu **Mittag:** Als Zugabe zum anderen Essen immer eine Salatplatte aus Zwiebeln, Petersilienkraut und Schwarzem Rettich zu gleichen Teilen. Mit Olivenöl und Zitronensaft abschmecken. Fleischessern nur in geringer Menge wie o. a. mageres Fleisch, und zwar Lamm, Kalb- oder Hühnerfleisch geben, alles gekocht oder im Backofen gebraten, nicht in Fett ausgebacken. Senf und Pfeffer sind wegzulassen. Während des Essens 1 Tablette Kinderchinin in Kapseln schlucken.

Am **Abend:** fleischlos: Joghurt mit 1–2 Esslöffeln geriebenem Sellerie, Gemüsebreie, Teigwaren und Kompotte mit Toastbrot. Pflaumen und Melanzani sind vom Speiseplan ganz zu streichen.

Es ist angeraten, beim zweiten Frühstück 1 Esslöffel Lindenholzkohlenpulver mit warmer Milch verrührt einzunehmen. Danach immer die Zähne gründlich reinigen.

Als **Nachspeise:** nach dem Frühstück, Mittag- und Abendessen je ½ Feige mit Zitrone:

24 Feigen halbieren
6 fleischige Zitronen, jede in 8 Teile schneiden
½ Teelöffel Alumen
1 Esslöffel Rheum raponticum

Das Ganze vermischen und mit reinem Weinessig übergießen, sodass der Essig ½ cm über den Feigen steht. 2 Tage ziehen lassen.

Man stille den Durst anstelle von Wasser mit folgendem Kräutertee:

Je 1 Esslöffel
Basilikum – Ocimum basilicum – Königskraut
Zitronenmelisse – Melissa off.

Quendel – Thymus serpyllum
Bohnenkraut – Satureja
und die Schale einer halben ungespritzten Orange hinzufügen.

In 600 g Wasser 10 Minuten kochen und abseihen. Mit Glukose (Traubenzucker, Dextropur) süßen und mit Zitronensaft säuern.

Bauchwassersucht (Aszites)

Die Wasseransammlung in der Bauchhöhle ist keine eigene Krankheit, sondern eine Folgeerscheinung der Erkrankung verschiedener Organe.

Ursachen: Am häufigsten beruht sie auf Herzschwäche, Leberzirrhose und Nierenerkrankung, seltener auf chronischer Hepatitis und Krebsgeschwulst im Bauchraum.

Anzeichen: Im Bauchraum können sich verschiedene Flüssigkeitsmengen ansammeln, die auch den sogenannten Froschbauch verursachen. Der Kranke beklagt sich über Schweregefühl und Spannungen im Bauch. Bei größeren Flüssigkeitsansammlungen kann es auch zu Atembeschwerden kommen. Bei Leberzirrhose wird die Bauchwassersucht nicht von Schwellungen anderer Organe begleitet. Nur bei Herzschwäche beobachtet man auch eine Schwellung der Beine. Der Bauch ist, insbesondere im unteren Bereich, angeschwollen. Wenn man den Bauch von der einen Seite auf die andere Seite schüttelt, spürt man das Bewegen der Wellen.

Prognose: Sie hängt von der Grundkrankheit ab.

Behandlung: Klinisch durch den Facharzt, indem man die ursächliche Krankheit behandelt.

Heilplan der Volksmedizin

☞ **Schritt 1:**

Morgens gleich nach dem Aufwachen die Stärkung mit der bekannten Formel »Es geht mir immer besser und besser …«
Danach lauwarme Abreibungen von Bauch, Geschlechtsorganen und Nierenbereich, abtrocknen.
Tagsüber im Nierenbereich das Heilpflaster »Alkanna tinctoria« tragen: Man heftet das Pflaster auf ein an mehreren Stellen durchlöchertes Nylonstück, damit die Haut besser atmen kann. Man trägt es 15 Tage von der einen Seite, wendet es dann und trägt es weitere 15 Tage.
An einem der beiden Wochenendtage eine Pause einlegen, nur bei einer Krise die Behandlung fortsetzen. Sonst nur Kräutertees trinken und Diät einhalten. Ebenso sind während der Menstruation alle Anwendungen bis zum Abklingen der Blutungen abzusetzen.

☞ **Schritt 2:**

Morgens, mittags und abends 20 Minuten vor dem Essen

entweder: 1 Esslöffel Kürbissirup

Zubereitung: Man schneidet den Deckel eines runden Speisekürbisses ab, entfernt das Weichfleisch (Samen usw.) und füllt ihn mit Kristallzucker oder Honig, deckt ihn wieder mit dem Deckel zu und lässt ihn 48 Stunden stehen. Der Zucker hat den ganzen Saft aus dem Kürbis herausgezogen, den man nun abseihen kann. Den Rest des Kürbisses kann man als Beilage weiterverkochen.

Oder: 1 Esslöffel Traubenschnaps:

In ½ Liter Schnaps 50 g Ammonium chloratum auflösen. Keine Verabreichung an Kinder!

☞ **Schritt 3:**

10 Minuten nach einem der o. a. Mittel

entweder: 1 Tasse Tee (50 g, für Kinder die Hälfte):

je 3 Esslöffel
Petersilienwurzel – Petroselinum
Weiße Birke (Schale und Kätzchen) – Betula
Gerste – Hordeum

Das Ganze in 2 Liter Wasser 20 Minuten kochen (bei niedriger Hitze) und dann Folgendes hinzufügen:

je 1 Esslöffel
Kamillenblüten – Matricaria chamomilla
Haselnussblätter – Corylus
Gänseblümchen – Bellis perennis
Maisbart – Stigmata maydis

Man lässt das Ganze noch 10 Minuten kochen und seiht dann gleich ab. Vor dem Trinken jede Tasse Tee mit ¼ Teelöffel Ammonium chloratum anreichern (nicht für Kinder).

Oder: 1 Tasse (50 g) Tee:
25 Nüsse mit Schale zerstoßen
je 3 Esslöffel zerstoßene Wassermelonensamen
Petersiliensamen
Honigmelonensamen
Kürbissamen

Die o. a. Mengen in 1 Liter Wasser bei schwacher Hitze auf die Hälfte einkochen und sofort durch ein Tuch pressen.

☞ **Schritt 4:**

Nach dem Essen 3-mal täglich 1–2 Esslöffel Zwiebelwein:

300 g Zwiebel klein schneiden
600 g natürlicher Weißwein
200 g Honig

5 Tage verschlossen stehen lassen und dann abseihen. Bei Durst, falls die angeführten Tees nicht reichen, Gerstentee trinken: 2 gehäufte Esslöffel Gerste in 1 Liter Wasser 30 Minuten kochen und sofort abseihen.

☞ **Schritt 5:**

2 Stunden nach dem Essen 1 Esslöffel der Mischung:

½ kg Honig oder Glukose
20 Blätter Rosengeranie (zerdrücken)
20 süße Mandeln (fein mahlen)
4 fleischige, entkernte, geschnittene, ausgedrückte Zitronen mit Schale (durch den Fleischwolf treiben)
12 g Baldriantinktur
12 g Weißdorntinktur
1 Esslöffel gemahlenen Zimt

☞ **Schritt 6:**

10 Minuten danach 1 Tasse (50 g, für Kinder die Hälfte) Kräutertee:

je 100 g
Blutroter Storchschnabel – Geranium sanguineum
Strohblume – Helichrysum arenarium
Johanniskraut – Hypericum
Tausendguldenkraut – Centaurium
Pfefferminze – Mentha piperita
Ringelblume – Calendula
Wermut (Blätter) – Artemisia
Kreuzenzian – Gentiana cruciata
Zichorie – Wegwarte – Cichorium intybus

2 gehäufte Esslöffel der Mischung mit folgenden Zutaten vermengen:

1 Esslöffel gemahlener Leinsamen – Linum
1 Esslöffel gemahlener Hanfsamen – Cannabis sativa

Das Ganze in 700 g Wasser 20 Minuten kochen und sofort abseihen.

☞ **Schritt 7:**

Am Abend vor dem Schlafengehen

entweder: Bittersalz (Englisches Salz)

30 g (1–2 Esslöffel) in 1 Glas lauwarmem Wasser auflösen.

Das Salz hält das Wasser im Darm zurück, wodurch der Darminhalt flüssig bleibt und sich vergrößert. Dadurch wird die Darmentleerung begünstigt. Das Salz ist außerdem auch gallentreibend.

Oder:

Jeden Abend einen kleinen Einlauf mit 250 g warmem Wasser. Anschließend den Körper mit Reis »beräuchern«:

Man gibt glühende Holzkohle in ein entsprechendes Gefäß und schüttet darauf 1 Teelöffel Reis. Das Gefäß stellt man zwischen die Beine des Kranken, der in Decken gehüllt auf einem Schemel sitzt. Das Gefäß und der Körper des Kranken müssen so eingehüllt sein, dass keine Luft dazukommt. Die Anwendung dauert, solange es der Kranke verträgt. Danach hüllt man ihn in einen Bademantel und zwei dicke Decken ein und bringt ihn zu Bett, damit er anständig schwitzt. Nach dem Schwitzen feucht abreiben, abtrocknen und den Patienten weiter ruhig schlafen lassen. Diese Prozedur sollte jeden zweiten Tag oder zweimal wöchentlich durchgeführt werden.

☞ **Schritt 8:**

Während der folgenden Tage sind Wasseranwendungen vorzunehmen, und zwar Kniegüsse mit kühlem (20 °C) Wasser:

Der Patient sitzt auf einem Stuhl, seine Beine sind bis 4 Finger oberhalb des Knies mit einem Leintuch bedeckt. Das Gießen erfolgt mit einer Gießkanne. Man fängt bei den Zehen des rechten Fußes an und begießt das Bein langsam aufwärts bis zum rechten Knie, wechselt dann zum linken Knie über und begießt das linke Bein abwärts bis zu den Zehen des linken Fußes. Das Begießen wiederholt man, solange das Wasser reicht. Nach der Beendigung des Kniegusses die Beine gut abtrocknen und Wollstrümpfe anziehen.

Danach entweder warme Bauchkompressen aus Sauerteig:

Sauerteig statt mit Wasser mit reinem Weißwein verkneten und vor dem Auflegen für Erwachsene 1 kg Staubzucker und für Kinder ½ kg und 1 Teelöffel bzw. 1 Messerspitze Ammonium chloratum hinzufügen. Die Temperatur des Sauerteiges muss 50° C betragen und er muss ca. 1 cm dick sein.

Oder: Zwiebelwickel

Gebratene, geschälte, klein geschnittene und leicht ausgedrückte Zwiebel mit 30 eingeweichten, entkernten und zerdrückten Dörrpflaumen und 1 gestrichenen Esslöffel Pfeffer vermischen, etwas vorgeröstetes Mehl hinzufügen, damit die überschüssige Feuchtigkeit aufgesaugt wird. Zwei Beutel damit füllen und über den ganzen Bauch legen. Mit einem saugfähigen Tuch abdecken und mit einer Wollbinde festhalten.

Allgemeine Anwendungen (als zusätzliche Maßnahmen)

- Kopfwickel: Ein frisches Krautblatt auf der Innenseite ein wenig mit Essig beträufeln und auf den Kopf legen, mit einer löschpapierähnlichen Schicht abdecken und eine Mütze darüberziehen.
- Bei Kopfschmerzen: Sauerteigwickel:
  Den vor 4 Stunden zubereiteten Sauerteig mit 7–9 Esslöffeln geriebenen Rosskastanien oder zerdrückten Holunderwurzeln verkneten und eine aus dünner Baumwolle angefertigte Doppelhaube damit füllen. Mit einem Tuch abdecken und eine Wollhaube darüberziehen. Über Nacht aufbehalten.
- Immer auf warme und trockene Füße achten. Bei Bedarf während der Nacht eine Wärmeflasche auf die Füße legen.
- Bei schwacher Harnausscheidung am Abend vor dem Schlafengehen: 7 Zwiebeln klein schneiden und in Petroleum weich dünsten. Dann zerdrücken, warm in einen Beutel füllen und auf das Kreuz und die Niere legen. Hat man beim ersten Mal keine zufriedenstellenden Ergebnisse erzielt, die Auflagen wiederholen. Weißkraut klein schneiden, in Olivenöl weich dünsten, Beutel füllen und auf den Bauch legen.

Akute gelbe Leberathrophie

(Leberdystrophie oder Lebernekrose)

Diese Erkrankung ist sehr schwer und tritt häufiger bei Frauen als bei Männern auf.

Ursachen: Sehr unterschiedlich. Vor allem infektiöse Hepatitis, Tuberkulose, Bauchtyphus, Dysenterie (Ruhr), Syphilis, Vergiftungen, Schwangerschaft u. a. Die Leberzellen schrumpfen oft unter dem Druck von überfüllten Lebernerven, Störungen im Blutkreislauf im Bereich der Aorta.

Zuerst muss man die Ursache beseitigen, falls sie überhaupt feststellbar ist. Man muss sich stets vor Augen halten, dass bei Blutkreislaufstörungen im Bauch (durch beengende Kleider wie enge Jeans oder Verstopfung sowie mangelnde Bewegung) die Leber zu wenig mit Blut versorgt wird und dass bei schlechter Verdauung, verursacht durch übermäßigen Fleischgenuss, schlechtes Kauen und unregelmäßiges Atmen, sich Gifte bilden, die die Leberzellen zerstören.

Krankheitszeichen: Schneller Verlauf der Krankheit. Allgemeine Schwäche, Mattigkeit, Appetitlosigkeit, Brechreiz, Erbrechen, Durchfall. Charakteristisch ist die Gelbsucht. Ferner Apathie, Schläfrigkeit tagsüber, Unruhe und Erregbarkeit nachts. Getrübtes Bewusstsein und oft macht der Kranke den Eindruck eines Geisteskranken. Allmählich tritt ein Koma ein – eine tiefe Bewusstlosigkeit.

Prognose: Jede Lebererkrankung, besonders in Begleitung einer Gelbsucht, muss rechtzeitig und systematisch behandelt werden.

Behandlung: Unverzügliche Einweisung in ein Spital.

Die Volksmedizin empfiehlt folgende Heilkräutertees

Entweder: je 50 g
Odermennig – Agrimonia
Rosmarin – Rosmarinus
Gamander – Teucrium
Hirtentäschel – Capsella bursa-pastoris

Zubereitung: 2 Esslöffel der Mischung in ½ Liter Wasser 10 Minuten kochen und abseihen. 3-mal täglich vor dem Essen 1 Tasse (75 g).

Oder: je 50 g
Odermennig – Agrimonia
Schafgarbe – Achillea
Johanniskraut – Hypericum
Wilde Malve – Malva sylvestris
Kamillenblüten – Matricaria
Kreuzenzian – Gentiana cruciata
Hopfen – Humulus lupulus

Zubereitung: siehe »Leberabszess«.

Oder: zu gleichen Teilen:
Odermennig – Agrimonia
Löwenzahn – Taraxacum off.
Asperula odorata
Oregano

Zubereitung: 1 Esslöffel in 300 g Wasser 5 Minuten kochen und abseihen. 3-mal täglich 1 Tasse vor dem Essen.

Oder: zu gleichen Teilen
Johanniskraut – Hypericum
Eisenkraut – Verbena off.

1 Esslöffel der Mischung in 300 g Wasser 10 Minuten kochen und abseihen. 3-mal täglich 1 Weinglas vor den Mahlzeiten.

Oder: Rote Wacholderbeeren – Juniperus oxycerdus – zerstoßen und aufsieden lassen.

3-mal täglich nach der heißen Speisesodalösung und dem destillierten Wasser.

Diät (als zusätzliche Maßnahme)
Vorwiegend Rohkost. Völlig fleischlos.
Das Wasser möge man durch Johanniskrauttee oder Hafermilch ersetzen.

Leberabszess

Die eitrige Entzündung des Lebergewebes kann als einzelner Eiterherd oder in Form von vielen kleinen Abszessen auftreten. Diese Krankheit entsteht am häufigsten durch Krankheitserreger, die sich in der Leber ansiedeln. Leberabszess kann manchmal als Komplikation bei Gallenblasenentzündung und Entzündung der Gallenwege auftreten. Ferner durch einen Schlag, beengende Kleidungsstücke, enge Gürtel und eine Zirrhose.

Anzeichen: Die Entzündung beginnt mit Schüttelfrost und heftigen Schmerzen unter dem rechten Rippenbogen; bei Druck oder Bewegung wird der Schmerz stechend und strahlt schulterwärts aus. Erbrechen und Atembeschwerden, sodass der Kranke meint, er wäre lungenkrank, setzen ein. Die Leber schwillt an und am 3. bis 5. Tag bricht die Gelbsucht aus. Sie kann allerdings auch fehlen. Gelbes Erbrechen. Nach 8–10 Tagen klingt der Schüttelfrost ab, die Haut fühlt sich warm und klebrig an. Der Kranke verspürt eine Erleichterung. Der Eiter hat sich gebildet. Bei einem vorhandenen Abszess ist der Zustand ernst. Erhöhte Temperatur, Appetitlosigkeit, Aufstoßen, Erbrechen, Blähungen im Wechsel mit Durchfall, heftige Kopfschmerzen, Schlaflosigkeit. Beim Durchbruch des Abszesses können verschiedene Komplikationen auftreten.

Prognose: ernst

Vorbeugung: Rechtzeitige Behandlung der ursächlichen Krankheit.

Behandlung: Klinisch durch den Facharzt.

Soforthilfe: Bei einer Entzündung, die durch einen Schlag verursacht wurde, sofort kalte Kompressen (20° C) auf die betroffene Stelle legen, Blut durch Blutegel oder Schröpfen ablassen und dann 4 bis 5-mal innerhalb von 24 Stunden entweder Heublumenkompressen (36° C) oder Wasserkompressen (25° C) auf den Bauch auflegen.

Wenn der Kranke nicht bettlägerig ist, täglich 4–5 warme Reibesitzbäder mit Heublumen (36° C, 15 Minuten) oder mit Wasser (30° C bis 25° C, 10–15 Minuten).

Den bereits vorhandenen Eiterherd muss der Arzt öffnen, da es sonst zu einem Durchbruch kommen kann, wobei sich der Eiter in den Bauchraum ergießt und Komplikationen nach sich zieht. Beim Platzen des Eiterherdes kann es auch zu Blutungen kommen.

Innerlich:

Entweder: Trinkkur mit heißem destillierten Wasser oder Petersiliensamentee:

Zubereitung: 1 Esslöffel Samen in ½ Liter Wasser 30 Minuten kochen und abseihen. 3-mal täglich vor dem Essen.

Heilplan der Volksmedizin

☞ **Schritt 1:**

- Gleich nach dem Aufwachen sollte man sich mit optimistischen Gedanken beschäftigen, an seine Genesung glauben und sich immer wieder sagen, dass es besser und besser geht und dass man bald gesund wird.

- Anschließend lauwarme Abreibung im Achselhöhlen-, Bauch- und Genitalbereich. Trocken abwischen.
- 10- bis 20-mal tief durch die Nase einatmen und langsam durch den Mund ausatmen. Diese Atemübungen vor dem Mittag- und Abendessen wiederholen.
- Bei bettlägerigen Kranken 1–2 Stunden nach dem Frühstück die Dampfkompressen auf die schmerzende Stelle legen.
  Anschließend einen Bauchwickel mit Schafgarbentee machen.
  Den Beutel behält man 5–6 Stunden und die Bauchkompressen 3–4 Stunden.

☞ **Schritt 2:**

Morgens, mittags und abends 20 Minuten vor dem Essen 1 Esslöffel (Kinder: 1 Teelöffel) Sirup von Aloe arborescens:
Zubereitung: 10–20 Blätter (200 g) klein schneiden (vorher schälen) und in einem entsprechenden Gefäß schlichten. Dazu

200 g Honig
200 g Rotwein

im Wasserbad 1 Stunde kochen und kalt abseihen. Kalt aufbewahren, um die Gärung zu verhindern.

☞ **Schritt 3:**

10 Minuten nach dem Sirup

entweder: 1 Tasse (75 g, für Kinder die Hälfte) Kräutertee:

je 50 g
Odermennig – Agrimonia
Schafgarbe – Achillea
Johanniskraut – Hypericum
Kamillenblüten – Matricaria
Wilde Malve – Malva sylvestris
Kreuzenzian – Gentiana cruciata
Hopfenzapfen – Humulus lupulus

2 Esslöffel davon mit ½ Liter siedendem Wasser übergießen und noch 10 Minuten kochen lassen; kalt durchseihen.

oder: 1 Tasse (75 g) Kräutertee
je 50 g
Odermennig – Agrimonia
Kreuzenzian – Gentiana cruciata
Johanniskraut – Hypericum
Tausendguldenkraut – Centaurium
Schafgarbe – Achillea
Pfefferminze – Mentha piperita
Ringelblume – Calendula
Betonica (Wurzel, Blätter und Blüten) –
Betonica off.

2 Esslöffel der Mischung mit ½ Liter siedendem Wasser übergießen und 45 Minuten kochen lassen; kalt durchseihen.

☞ **Schritt 4:**

2 Stunden nach dem Essen 1 Tasse (75 g, für Kinder die Hälfte) Kräutertee:

je 50 g
Odermennig – Agrimonia
Birkenblätter – Betula
Schafgarbenblätter und -blüten – Achillea
Echtes Eisenkraut (Blätter) – Verbena
Salbei – Salvia
Gelber Enzian – Gentiana lutea
Johanniskraut – Hypericum
Zichorie – Wegwarte – Cichorium intybus

Davon 2 Esslöffel mit ½ Liter heißem Wasser übergießen, 10 Minuten kochen lassen und kalt abseihen.

☞ **Schritt 5:**

- 6–7 Abende hintereinander vor dem Schlafengehen einen warmen Einlauf (38° C) mit 1 Liter Kamillentee:

  2 Esslöffel Kamillenblüten mit 1 Liter kochendem Wasser übergießen, abkühlen lassen und durchseihen. Bei Kindern richtet man sich je nach Alter, ca. 200–300 g Tee.

- Anschließend Leberdampfkompressen bauch- und rückenseits: Zwei aus dünner Baumwolle angefertigte Beutel mit erträglich heißem, geröstetem Salz füllen und auflegen. Mit einem luftundurchlässigen Tuch abdecken und einer Wollbinde festhalten. Behalten, solange das Salz noch warm ist.
- Nach der Abnahme der Salzwickel auf dieselbe Körperstelle ***entweder*** einen Sauerteigwickel auflegen:
  Den 4 Stunden zuvor zubereiteten Sauerteig mit 8 Esslöffeln geriebenen Rosskastanien oder genauso viel zerdrückten Holunderwurzeln und 10–20 zerdrückten, entkernten und eingeweichten Dörrpflaumen verkneten und die Beutel mit lauwarmer Masse füllen.
  oder: eine Holunderblätterauflage auflegen
  Holunderblätter in 1 Tasse Milch kochen und pro Beutel 1 Esslöffel Zucker hinzufügen.
  oder: eine Zwiebelauflage auflegen
  Gebratene Zwiebeln schälen, leicht ausdrücken, klein schneiden und mit 10 Dörrpflaumen pro Beutel anreichern.
- Gleichzeitig einen Bauchwickel machen: Ein vierfach gefaltetes Tuch in Schafgarbentee tauchen und auflegen:
  3 Esslöffel Schafgarbe (Blätter und Blüten) mit 600 g siedendem Wasser übergießen, 5 Minuten kochen lassen und durchseihen. Ein saugfähiges Tuch darauflegen und mit einer Wollbinde den Wickel nach außen abschließen.
- Nackenwickel: Sauerteig mit 2–3 Esslöffeln geriebenen Rosskastanien anreichern.
- Bei heftigen Kopfschmerzen eine entsprechend angefertigte Doppelhaube mit dem mit Rosskastanien (7–9 Esslöffel) angereicherten Sauerteig füllen. Eine Wollmütze darüberziehen und über Nacht aufbehalten.

Allgemeine Anwendungen (als zusätzliche Maßnahmen)

- Bei vorhandenem Eiterherd:
  Warme Leinsamenauflage: Leinsamen in Milch aufkochen und etwas Zucker zum Eindicken dazugeben.

- Bei Durchbrechen des Eiters die Wunde am Abend mit Johanniskrauttee spülen: 3 Esslöffel Blätter und Blüten mit ½ Liter kochendem Wasser überbrühen, 10 Minuten kochen lassen und kalt abseihen.
  Anschließend ein Stückchen Mull mit hausgemachter Salbe bestreichen: 50 g Brennnesselsaft mit 2 Eiweißen vermischen, ½ Teelöffel Honig und ½ Teelöffel Mehl zu einer dickflüssigen, streichfähigen Salbe verrühren. Auf den Mull auftragen und auf die betreffende Stelle legen.
- Bei Berufstätigen auf beiden Seiten im Leberbereich das Heilpflaster »Alkanna tinctoria« auflegen.
- An einem Wochenendtag eine Pause einlegen, nur bei einer Krise die Behandlung fortsetzen.
- Während der Menstruation keine Dampfkompressen machen, nur lauwarme (36° C) Auflagen auf die kranke Stelle auflegen.

Diät (als zusätzliche Maßnahme)
Anfangs nur Obst- und Gemüsesäfte oder Hafermilch, später leichte vegetarische Milch-Pflanzenkost (Vorsicht mit Ei!). Vorwiegend Obst und Gemüse. Scharfe Speisen, Gewürze, Alkohol und Tabak ganz weglassen. Schwach salzen und mit Zitronensaft mäßig säuern. Vor dem Mittag- und Abendessen als Vorspeise 1–2 gebratene Zwiebeln ohne Zucker oder eine Salatplatte aus roter Zwiebel oder Lauchzwiebel, Petersilienkraut und Schwarzem Rettich zu gleichen Teilen. Den Rettich ½ Stunde vor dem Essen anreiben, damit er nicht blähend wirkt und kein Aufstoßen verursacht. Abschmecken mit Olivenöl und Zitronensaft. Fleischessern höchstens 2-mal wöchentlich 50–100 g mageres Fleisch verabreichen, wie Lamm-, Kalb- oder Hühnerfleisch, frischen Fluss- oder Meeresfisch. Schweine-, Rind- und Schaffleisch sowie konserviertes Fleisch und konservierte Fische kommen überhaupt nicht in Frage.

Das Abendessen soll immer fleischlos zubereitet werden.

Nach dem Essen als Nachspeise 1 Tasse **»Hausbosa«-Getränk (Bosa = köstliches bulgarisches Nationalgetränk)**:

3 Teelöffel Sauerteig oder 1 Pkg. Hefe
1 Teelöffel Hagebuttenmehl
etwas Honig oder Zucker und
Fruchtsaft oder Wasser

Das Ganze gut verrühren und trinken. Das Wasser kann durch einen Kräuter-Tee ersetzt werden:

je 50 g
Odermennig – Agrimonia
Eiternessel – Urtica urens
Johanniskraut – Hypericum
Schafgarbe – Achillea
Spitzwegerich – Plantago lanzeolata
Walderdbeerenblätter – Fragaria vesca
Himbeerblätter – Rubus
Waldmeister – Galium odoratum
Nussblätter
Ribiseln – Blätter und Frucht – Ribes
Rote Wacholderbeeren – Juniperus oxycerdus

(Testen Sie vorher, ob keine Allergie gegen ein Kraut vorliegt.)
2 Esslöffel der Mischung mit ½ Liter siedendem Wasser übergießen und 5 Minuten kochen lassen, kalt abseihen.

Leberegelkrankheit (Echinokokkus)

Dieser Parasit wird durch den Hund übertragen. Der Hundebandwurm siedelt sich im Darm des Hundes an. Seine reifen abgestoßenen Glieder enthalten Bandwurmeier, die mit dem Kot des Hundes ins Freie gelangen. Die Ansteckung des Menschen erfolgt durch schmutzige Nahrung oder unreine Hände. Sobald diese Bandwurmeier in den Magen-Darm-Trakt des Menschen gelangen, löst sich ihre Eiweißhülle auf. Die ausgeschlüpften Embryonen können verschiedene Organe des menschlichen Körpers befallen, am häufigsten aber die Leber. Sie entwickeln hier Echinokokkenblasen von verschiedener Größe. Auf der Innenseite der Blase befindet sich der fertige Bandwurmkopf (siehe Kapitel Darmparasiten).

Anzeichen: Lange Zeit merkt man überhaupt keine Beschwerden. Selten Schmerzgefühl oder Schmerzen unter dem rechten Rippenbogen. Später kann die Gelbsucht auftreten. Der Zustand verschlimmert sich, wenn die Echinokokkenblase platzt oder zu eitern anfängt.

Prognose: Ernst, besonders wenn Komplikationen auftreten. Manchmal kann man diese Krankheit jahrelang (20 Jahre und mehr) mit geringen Beschwerden mit sich herumtragen. In anderen Fällen treten schon in den ersten Monaten starke Störungen auf. Wie auch immer, der Kranke schwebt ständig in Gefahr, einerseits wegen einer möglichen Eiterung der Echinokokkenblase (Infektion), andererseits wegen des Platzens der Blase.

Vorbeugung: Kontakt mit nicht geimpften Hunden meiden. Regelmäßig vor dem Essen Hände waschen und nie ungewaschenes Obst oder Gemüse essen.

Behandlung: Klinisch, meist chirurgisch, und zwar bevor die Komplikationen auftreten.

Heilplan der Volksmedizin

(wird dem Allgemeinzustand des Kranken entsprechend angewandt)

☞ **Schritt 1:**

- Morgens lauwarme Abreibung von Achselhöhlen, Bauch und Geschlechtsorganen, danach trocken abwischen.
- Falls Bettruhe verordnet ist, legt man 2 Stunden nach dem Frühstück Zwiebelauflagen mit Dörrpflaumen angereichert auf. 6 Stunden behalten.

Bei berufstätigen und nicht im Bett liegenden Personen Salzschwefelwickel auflegen: Einen Beutel 24 x 12 cm anfertigen, einige Male durchsteppen, damit die zum Füllen erforderlichen Rillen entstehen. Mit 6 gehäuften Esslöffeln Salz und 2 Esslöffeln Schwefel füllen.

Anmerkung: Die Zwiebel kann auch durch Porree ersetzt werden.

☞ **Schritt 2:**

Morgens, mittags und abends 20 Minuten vor dem Essen 1 Esslöffel (für Kinder die Hälfte) Zwiebelsirup einnehmen: 5 rohe Zwiebeln fein reiben, ausdrücken und in ein Glas legen. Mit 500 g Zucker vermischen. 7 Tage an einem lichten Ort stehen lassen. Dann durch ein Tuch pressen.

☞ **Schritt 3:**

10 Minuten danach 1 Tasse (75 g, für Kinder die Hälfte) Kräutertee trinken:

je 50 g
Odermennig – Agrimonia
Birkenblätter – Betula
Schafgarbe (Blätter und Blüten) – Achillea
Eisenkraut (Blätter und Blüten) – Verbena
Johanniskraut (Blätter und Blüten) – Hypericum
Sandstrohblume – helichrysum arenarium
Wermut – Artemisia
Kreuz-Enzian (Blätter und Blüten) – Gentiana cruciata
Roter Wacholder (Beeren) – Juniperus oxycerdus
Hopfenzapfen – Humulus lupulus – Strobuli lupuli

Davon 3 gehäufte Esslöffel mit 600 g siedendem Wasser überbrühen, 10 Minuten bei schwacher Hitze kochen lassen und kalt durchseihen. Pro Tasse vor dem Trinken ½ Teelöffel Zitronensaft dazugeben.

☞ **Schritt 4:**

2 Stunden nach dem Essen Schritt 2 und Schritt 3 wiederholen.

☞ **Schritt 5:**

- Am Abend vor dem Schlafengehen einen Einlauf mit ½ Liter warmem Kamillentee machen:
  2 Esslöffel Kamillenblüten mit ½ Liter kochendem Wasser übergießen und 20 Minuten zugedeckt ziehen lassen.
- Anschließend 2 Beutel mit gebratener Zwiebel anfüllen und im rechten Bauchbereich vorne und hinten auflegen:
  Gebratene Zwiebeln schälen, klein schneiden, leicht ausdrücken, mit 20 eingeweichten, entkernten und zerquetschten Dörrpflaumen vermischen, etwas vorgeröstetes Maismehl zum Eindicken nehmen und in zwei Hälften teilen. Die Beutel, die damit gefüllt werden, sind aus dünnem Baumwollstoff (Linon), 30 x 20 cm, anzufertigen. Mit einer löschpapierähnlichen Schicht abdecken und die Beutel mit einer Wollbinde festhalten.
- Kopfwickel:
  Ein grünes Krautblatt innen mit reinem Weinessig leicht befeuchten, auf den Kopf legen und eine Mütze darüberziehen.

Diät (als zusätzliche Maßnahme)

Wie bei Echinokokkus im Bauch (siehe auch: Dimkov, Erkrankungen der Verdauungsorgane, Bd. 2, S.115). Vegetarische Milch-Pflanzenkost mit vorwiegend Obst und Gemüse. Stark gewürzte und scharfe Speisen sowie Alkohol und Tabak sind verboten. 10 Minuten vor dem Mittag- und Abendessen verabreiche man dem Erwachsenen als Aperitif 1 Schnapsgläschen reinen Zwetschkenschnaps oder einen anderen Obstschnaps. Gleich darauf einen Teller Fischsalat (gesalzene Fische):

Zu gleichen Teilen gesalzene Fische, Knoblauch und Zwiebel. Das Ganze mit reinem Weinessig anrichten.

Vom Obst sind besonders Orangen zu empfehlen.

Personen, die nicht veranlagt sind, dick zu werden, können das Sauerteiggetränk nehmen:

3 Teelöffel Sauerteig (vor 4 Stunden zubereitet)
1 Teelöffel Hagebuttenmehl
½ Teelöffel Eierschalenpulver

Etwas Frucht oder Wasser und ein wenig mit Honig süßen. Das Ganze zu einer dicken Flüssigkeit verrühren und trinken.

Kranke, die durch diese Diät geschwächt werden, können zu Mittag etwas Lamm- oder Kalbfleisch sowie Hühnerfleisch essen.

Bei der Schnapskur ist zu beachten, dass täglich nicht mehr als 200 g eingenommen werden, Jugendliche nur 50 g.

Sofort nach dem Schnaps den Salzfischsalat mit Knoblauch. Falls man den Schnaps nicht verträgt, kann man ihn weglassen und nur Salzfische essen.

Anstelle von Wasser Petersilientee trinken:
2 Esslöffel Petersilienkraut und Wurzeln in 1 Liter Wasser 20 Minuten kochen, kalt abseihen.

Oder: irgendeinen Obstsaft

Fasziolose

Fasziolose ist eine durch einen Darmparasiten hervorgerufene Krankheit, der sich im tierischen Körper, besonders bei Schafen, ansiedelt. Der Wurm ist flach und ähnelt einem 3 bis 5 cm langen und 1 cm breiten Brett.

Ursachen: Die Ansteckung erfolgt durch Trinken des Fluss- oder Quellwassers oder durch Essen von Obst und Gemüse, das mit unreinem Wasser gewaschen wurde. Verseucht sind Haustiere und Wild, am häufigsten Schafe und Ziegen. Gelangt der Wurm in den menschlichen Körper, so dringt er in die Leber ein und siedelt sich in größeren Gallengängen an. Betroffen werden gewöhnlich Schafhirten, die das Wasser trinken, das auch die Schafe getrunken haben.

Anzeichen: Brechreiz, Erbrechen, Appetitlosigkeit, manchmal Durchfall. Schweregefühl und Schmerzen unter dem rechten Rippenbogen, erhöhte Temperatur und Gelbsucht.

Prognose: Ernst, oft tödlicher Ausgang.

Behandlung: Klinisch durch den Facharzt.

Heilplan der Volksmedizin

(Wie beim Echinokokkus in der Leber mit folgender Ergänzung):

Morgens, mittags und abends ***entweder*** 1 Tasse Krautsuppe oder Wermuttee zu sich nehmen:

1 Esslöffel Wermut mit 200 g siedendem Wasser übergießen, 1 Stunde zugedeckt ziehen lassen, durchseihen. ½ Tasse warm trinken.

Oder: Wurmfarntee – Dryopteris filix-mas

2–3 Esslöffel Blätter und Wurzeln klein schneiden, in 1 Liter Wasser 20–25 Minuten kochen, abseihen und 3-mal täglich vor dem Essen 1 kleines Weinglas trinken, und zwar drei Tage hintereinander.

Lebersyphilis

Sie kann angeboren sein oder durch Ansteckung erworben werden, schon während des zweiten, hauptsächlich aber während des dritten Stadiums der Syphiliserkrankung, und zwar häufiger bei Männern als bei Frauen. In der Leber entstehen bleibende Veränderungen, wobei der Kranke über Schweregefühl und Schmerzen unter dem rechten Rippenbogen klagt. Aufstoßen, Blähungen, Verstopfung im Wechsel mit Durchfall, manchmal Gelbsucht. In manchen Fällen kann sich auch Flüssigkeit im Bauch ansammeln.

Vorbeugung: Vorbeugung besteht in der richtigen Behandlung der Syphilis im ersten Stadium.

Behandlung: Wie bei der Syphilis.

Heilplan der Volksmedizin

Die Naturheilkunde empfiehlt die Heilung durch eine allgemeine Stärkung des Organismus

☞ **Schritt 1:**

Bereits beim Aufwachen die Hoffnung auf Genesung mit den Worten stärken: »Es geht mir immer besser und besser.« Dann den ganzen Körper 5 Minuten lang mit einer Bürste abreiben. Den Oberkörper und den Genitalbereich mit lauwarmem Wasser waschen. Nach dem Ankleiden 15–20-mal tief einatmen und langsam ausatmen.

☞ **Schritt 2:**

Morgens, mittags und abends vor dem Essen folgende 1–2 Teerkügelchen (Bei empfindlichem Magen Beratung bei Medizinern einholen!) einnehmen.
Zubereitung: 300 g Fichtenteer (Pix liquid pinii – aus der Apotheke) nacheinander neunmal mit Wasser waschen, bis er gelb wird.

30 g Salmiakpulver
30 g raffinierter Schwefel
30 g Kandiszucker (fein mahlen)

Die o. a. Menge verknetet man mit frischem Kichererbsenmehl zu einem Teig. Daraus formt man maiskorngroße Kügelchen und walkt sie in Maismehl, damit sie nicht zusammenkleben. Man bewahrt sie in einem entsprechenden Schächtelchen auf.

Dosierung: Am 1. Tag dreimal täglich je eine Kugel (insgesamt 3 Kugeln) Am 2. Tag dreimal täglich je zwei Kugeln (insgesamt 6 Kugeln). Und so wird mit 6 Kugeln täglich bis zur Beendigung der Therapie fortgesetzt.

☞ **Schritt 3:**

Gleichzeitig mit den Kügelchen trinkt man eine Tasse (75 g) folgender Teemischung:

Je 100 g
Odermennig – Agrimonia eupatoria
Thuje – Thuja orientalis (Blätter und Zweige)
Fichtenwipfel (Fichtenspitzen)
Basilikum – Ocimum Basilikum
Himbeerblätter
Pfefferminze – Mentha piperita
Nussblätter
Malve – Malva sylvestris
Spierstaude – Spiraea ulmaria und
2 volle Esslöffel der o. a. Teemischung

Oder: 1 Teelöffel Sommereichenrinde (klein geschnitten) wird mit 600 g siedend heißem Wasser überbrüht und zugedeckt über Nacht stehen gelassen. Mit Honig süßen, einige Tropfen Zitronensaft hinzufügen und trinken.

☞ **Schritt 4:**

2 Stunden nach dem Essen 1 Esslöffel folgender Mischung einnehmen:

500 g Honig
20 grüne Blätter von der Rosengeranie
20 Mandeln, schälen, mit heißem Wasser überbrühen und fein mahlen
3 fleischige, geschälte, kernlose Zitronen mixen
10 g Baldriantinktur (aus der Apotheke)
10 g Weißdorntinktur (Apotheke)

☞ **Schritt 5:**

10 Minuten danach 1 Tasse (75 g) entweder von folgendem Tee trinken:

100 g Gvyaka
50 g Kleine Klette (Lappa minor) und
Sarsaparilla-Wurzel (Rad. Sarsaparillae)
25 g Rinde vom Kampfer (Apotheke)

Von der Mischung 2 volle Esslöffel in 1 Liter Wasser 30 Minuten kochen. Mit Honig und Zitronensaft abschmecken.

Oder: je 100 g
Fichtenwipfel (Fichtenspitzen)
Vogelknöterich (Polygonum avicularae)
Nussblätter
Perückenstrauch (Rhus cotinus)
Aloe vera
Roter Wacholder (Juniperus oxycerdus, Frucht)

2 volle Esslöffel dieser Mischung in ½ Liter Wasser 15 Minuten kochen, kalt abseihen und trinken.

☞ **Schritt 6:**

Am Abend vor dem Schlafengehen wird die Behandlung auf zweierlei Arten durchgeführt:

1. Art

Auch bei 1-tägiger Verstopfung einen Einlauf mit ½ Liter Wasser, danach ein warmes Vollbad 37– 38° C 10–20 Minuten. Dem Badewasser wird folgender Absud beigemengt:

10–15 Holunderwurzeln mit Stamm und Blättern, ohne Frucht (erhältlich im Reformhaus) fein zerhacken und ein größeres Bündel Fichtenzweige im Wasser in einem Kessel 15 Minuten lang kochen. Dann 2 Fäuste Nussblätter und Heublumen dazugeben und noch weitere 15 Minuten kochen lassen. Abseihen und 50 g Speisesoda hinzufügen. Nach dem Bad den Kranken in ein trockenes Badetuch einwickeln und mit 1–2 Decken zudecken, um starkes Schwitzen und Nachschwitzen zu erzielen. 1–2 Stunden im Bett so zugedeckt liegen. Falls es nicht möglich ist, dass der Kranke ein Bad nimmt, benützt man ein sogenanntes nasses Hemd. Man taucht dazu ein Nachthemd aus Barchent in das oben beschriebene Badewasser (Temperatur: 20–25° C, bei schwächeren Personen 26 – 30° C) ein und drückt es gut aus. Der Kranke wird wie ein Baby in 2–3 Decken eingewickelt und muss 2 Stunden lang im Bett liegen. Danach wird er abgetrocknet und mit einem trockenen Schlafhemd angezogen. Derartige Bäder oder nasse Hemden kann man täglich oder jeden zweiten Tag vornehmen. Am Wochenende ist ein Ruhetag einzuschalten. Bei Frauen bzw. Mädchen werden während der Menstruation diese Anwendungen nicht durchgeführt. Insgesamt werden 40 Bäder vorgenommen, wobei nach 20 Bädern 20 Tage lang ausgesetzt werden muss. Danach die Bäder wieder fortsetzen.

Nachdem man dem Kranken ein trockenes Nachthemd angezogen hat, setzt man ihm eine »Haube« aus 6–7 grünen Nussblättern auf oder aus einem grünen frischen Krautblatt; die Blätter besprüht man auf der Innenseite mit etwas Essig. Auf diese Haube setzt man eine zweite Haube (z. B. Baumwoll- oder Wollmütze) auf, je nach Jahreszeit.

Bei starken Kopfschmerzen verwendet man eine Haube aus Gaze, gefüllt mit frischem, vor 4 Stunden zubereitetem Sauerteig. Darüber zieht man eine Wollmütze und lässt den Kranken schlafen.

2. Art:

Am ersten Abend ein Dampffußbad 10–15 Minuten lang. Dann folgt das Trockeneinwickeln und nach dem Nachschwitzen eine Massage mit einem in Kampfergeist eingetauchten Wattebausch, und zwar von unten nach oben.

Danach eine Bauchkompresse wie folgt:

4 Esslöffel Schafgarbe, Blätter und Blüten (Achillea millefolia) mit 1 Liter siedend heißem Wasser überbrühen und zugedeckt 5 Minuten kochen, kalt abseihen. 4 Linonlappen werden in die lauwarme Abkochung eingetaucht und als Kompresse auf den Bauch gelegt.

Auf den Kopf die oben beschriebene Haube aufsetzen.

Am zweiten Abend 1–2-mal Rückenmassage mit Kampfergeist

und ein aus Gaze angefertigtes, 10–12 cm großes Säckchen mit frischem Bauernsauerteig füllen:
15–20 kernlose Dörrpflaumen, 4 Esslöffel Petersilienkraut überbrühen und klein schneiden.
Alles gut miteinander vermischen und das Säckchen füllen.
Bauchkompresse und die Haube wie bereits beschrieben anwenden. Behalten laut Beschreibung wie in anderen Fällen.
Am Wochenend-Ruhetag nur Tees trinken und Diät einhalten.

☞ **Schritt 7:**

Im Sommer vor dem Mittagessen 30 Minuten lang ein Sonnenbad nehmen, wobei man den Rücken den Sonnenstrahlen aussetzt.
Danach 20-mal tief einatmen und langsam ausatmen. Von 10 Uhr bis 11.30 Uhr ein Sonnensandbad: Man bedeckt den ganzen Körper bis zum Hals mit heißem Sand. Den Kopf mit einem weißen Tuch bedecken und auf das Herz eine kalte Kompresse legen.
Am ersten Tag liegt man 20 Minuten unter dem Sand, am zweiten Tag 25 Minuten und erhöht jeden Tag um 5 Minuten, bis man 35 Minuten erreicht hat. Danach den ganzen Körper mit lauwarmem Wasser abwaschen.

Allgemeine Anwendungen (als zusätzliche Maßnahmen)
- Nach jedem Essen mit Kamillentee gurgeln.
- Bei Sonne, Wind, Regen und Kälte immer mit Kopfbedeckung ausgehen.
- Die angegebenen Teearten kann man abwechseln. Einen Monat die einen, den anderen Monat die anderen.

Diät (als zusätzliche Maßnahme)
Bei Patienten, die eher kräftig sind und nicht so schnell ermüden, ist es von großem Nutzen, wenn die Ernährung in den ersten 9 Tagen vorwiegend aus dunklem Vollkornbrot mit Kleie oder Roggenbrot, Dörrpflaumen, Rosinen und anderen Früchten besteht. Empfeh-

lenswert ist die vegetarische Kost bzw. Milch-Pflanzenkost: Frisches Obst und Gemüse sollen dabei überwiegen. Gespritztes Obst und Gemüse wasche man sehr gründlich, da es mit giftigen Chemikalien (Spritzmitteln) behandelt wurde. Oder die gewöhnliche Hausmannskost, jedoch ohne Schweine-, Rind- und Schaffleisch sowie ohne konserviertes Fleisch und ohne konservierten Fisch.

Scharfe Speisen und Nikotin sind verboten.

Vor dem Mittagessen als Aperitif 2–3 gebratene Zwiebeln ohne Brot essen.

Zu **Mittag** zur Hauptmahlzeit immer einen Salat aus gleichen Teilen von Zwiebel, Petersilienkraut und Knoblauch mit etwas grünem Salat, mit Zitronensaft und Olivenöl abschmecken. Fleischesser können zu Mittag 100–150 g Fleisch von Jungtieren verzehren. Am **Abend** fleischlose Kost: Joghurt mit 1–2 Esslöffeln rohem, geriebenem Sellerie, Gemüse und Teigwaren, Kompotte mit Roggenbrot.

Nach dem Essen 1–2 Teelöffel Holundermarmelade mit dem weichen Samen eines Pfirsichsteins (volkstümlich »Pfirsichkern«) und ¼ Teelöffel Eierschalenpulver vermixen und danach 1–2 Esslöffel frischen Sauerteig aus weißem Mehl hinzufügen, der vor 4 Stunden zubereitet wurde. Diese Mixtur mit etwas Fruchtsaft (je nach Jahreszeit) süßen und essen. Falls die angegebenen Teemengen nicht genügen, trinke man anstelle von Wasser Tee aus den Wurzeln von Hundszahngras (Cynodon dactylon):

3 Esslöffel Hundszahngras (Cynodon) in 600 g Wasser 15 Minuten kochen. Dann abseihen, mit Zitronensaft und Honig abschmecken.

Mehr kohlehydratreiche Nahrung und Eiweißstoffe essen: Milch, Topfen (Quark), Weichkäse.

Gallenkolik – Gallensteinkolik (Cholelithiasis)

Ursachen: Die Gallenkolik ist keine selbstständige Erkrankung, sondern das Ergebnis verschiedener funktioneller und organischer Störungen in der Gallenblase und den Gallengängen, bei nervlicher

Überbelastung, erhöhter nervlicher Erregbarkeit, bei Gallenblasengrieß oder -steinen, Gallenblasenentzündung, Blinddarmentzündung, Menstruation u. a.

Anzeichen: Anfallsartige, ziehende Schmerzen im Bereich des rechten Rippenbogens, die bis zum Kreuz, zur rechten Schulter und zum Rücken ausstrahlen. Die Kolik kann auch durch Nervenüberanstrengung verursacht werden oder nach einer üppigen, fetten Mahlzeit auftreten. Manchmal kommt sie auch ohne sichtbaren Grund.

Behandlung: Sofort den Arzt konsultieren!
Ansonsten ist es erforderlich, die ursächliche Krankheit zu behandeln.

Soforthilfe (bis zum Eintreffen des Arztes)

1. Warmer (39° C) Einlauf mit Kamillentee, 2–3 Abende hintereinander.
2. Anschließend eine Leberdampfkompresse mit erträglich heißer, gekochter Gerste auflegen. 1–2 Stunden behalten. Sobald die Kompresse kalt wird, wechseln. Oder ein gewöhnliches heißes Bad (40° C bis 42° C, ½ Stunde lang) nehmen.
3. Nach der Dampfkompresse und dem Bad Topfenauflagen (Quarkauflagen) machen:

   Zubereitung: 1 Liter Milch mit dem Saft von 1–2 Zitronen aufkochen und durchseihen. Den Topfen für den Wickel verwenden und die Molke anstelle von Wasser trinken. Man sollte 1–2 Liter Molke täglich trinken. Der Topfen wird heiß aufgelegt, mit einem in heißes Wasser getauchtem Tuch abgedeckt und einem Fettpapier sowie einer Wollbinde abgeschlossen.

Die Füße hält man mit einem Thermophor warm.

Da die Schmerzen stunden- bis tagelang andauern können, empfiehlt man, die o. a. Anwendung vorzunehmen, da sie die Schmerzen lindert und der Kranke danach schlafen kann. Selbstverständlich muss der Patient längere Zeit das Bett hüten.

Oder:

Dampfkompressen auf die Lebergegend auflegen, in einem 8–10-maligen Turnus. Bei Bewusstlosigkeit den ganzen Körper mit feuchten Tüchern (22° C bis 24° C) abreiben. Nach dem Bad und der Dampfkompresse den Leberbereich leicht massieren, um die Steine gegen den Zwölffingerdarm weiter zu verschieben. Die Massage sollte vom Masseur durchgeführt werden oder man konsultiere einen Facharzt.

Oder:

Massage

Man reibe, streiche, drücke und knete sanft mit der einen Hand den Leberbereich, indem man gleichzeitig die andere Hand unter die rechten Rippen aufsetzt und mit dieser dann einen knetenden Druck gegen den unteren Leberbereich und gegen den unteren Teil der Gallenblase ausübt. Man verbindet hier den Druck mit dem Gegendruck. Das darf man nur dann anwenden, wenn die Leber überhaupt einen Druck ertragen kann. Abtreibungen von Gallensteinen müssen zuerst mit dem Facharzt besprochen und Ultraschalluntersuchungen müssen vorgenommen werden, da sehr große Steine den Gallengang nicht passieren können. Die Gallensteine gehen mit dem Stuhl ab. Um den Abgang der Steine feststellen zu können, muss man die Fäkalien in warmem Wasser auflösen und die erweichte Masse durchsieben. Man sollte eine Woche beobachten, ob Steine abgegangen sind oder nicht.

Innerlich:

Solange die Schmerzen andauern, jede ½ Stunde

entweder:

1 Tasse Pfefferminztee mit Honig und 10–15 Tropfen Zitronensaft auf einmal austrinken oder den Saft einer Zitrone pur. Sind keine Gallensteine vorhanden, trinke man Orangensaft, da dieser die Galle neutralisiert.

Oder: Klettentee

1 Esslöffel Kleine Klette – Lappa minor – Arctium minus –

klein schneiden (Wurzeln) und in ½ Liter Wasser 15 Minuten kochen. Sofort abseihen, da die Wurzeln die Eigenschaft haben, nach längerem Stehen die Wirkstoffe wieder aufzusaugen. *Dosis:* 3-mal täglich 1 Weinglas vor den Hauptmahlzeiten. Bei ständigen Gallenkoliken hilft die Brennnesselmilch:
Zubereitung: 5 Esslöffel Wurzeln, Stängel und Blätter gut zerquetschen und in 150 g Wasser dünsten (schmoren). Danach in 1 Liter Milch 15 Minuten kochen und durch Pressen abseihen. 3-mal täglich vor dem Frühstück und den Hauptmahlzeiten 1 Glas. Bei bereits vorhandenen Gallensteinen ist entweder eine Kur mit Olivenöl zu empfehlen

oder: 30 g reines Olivenöl mit dem Saft von
2 Zitronen vermischen und auf einmal austrinken

oder: Saft einer halben Zitrone
1 gut geschlagenes Eigelb
30 g Olivenöl

Was man über eine Olivenölkur wissen sollte:
Durch das Olivenöl wird die Galle zur Ausscheidung von Steinen gereizt. Dabei muss man die Reihenfolge beachten. Die Heilkräutertees (Artischocke) trinken, die die Galle verflüssigen. Vor der Ölkur zuerst den Darm durch einen Einlauf säubern und danach heiße Kompressen auf die Leber legen. Erst danach Öl trinken. Nach der Öleinnahme treten im Stuhl Seifenblasen auf, die oft mit Gallensteinen verwechselt werden.

Diät (als zusätzliche Maßnahme)
Eine Fastenkur machen, solange die Schmerzen andauern. Danach in den ersten 8–14 Tagen, falls Appetit vorhanden ist, nur Haferwasser, Haferbrei (Hafer mit Wasser aufkochen) ohne Milch oder Fruchtsäfte (3–5-mal täglich).

Nach einigen schmerzfreien Tagen kann der Kranke auf die leichte naturgemäße Kost übergehen, wie Kartoffel-, Reis- oder Apfelsuppen, geröstete, salzfreie Kürbiskerne. Später Obst, wie Erdbeeren, Pfirsiche, Melonen, Trauben, verschiedene Breie. Da die Erdbeeren den Darm reizen, ist es besser, den Saft zu verwenden. Milchkaffee, Schokolademilch u. Ä. sind ganz zu meiden. Ferner sind Teigwaren in jeder Form erlaubt.

Verboten: in Fett Ausgebackenes, Speck, Schweinefleisch, Schweinefett, Eier, fettes Fleisch, Fisch, Konserven, Kaviar, Eingemachtes, Sauerkraut, Melanzani, kohlensäurehältige Getränke, Alkohol.

Vor allem wird Traubensaft empfohlen, da er entschlackt, fruchteigenen Traubenzucker hat und sich sofort nach dem Trinken in frische Energie verwandelt.

Gallengrieß und Gallensteinleiden (Cholelithiasis)

Die Krankheit kommt ziemlich häufig vor, besonders bei Frauen, wobei sie ganz unbemerkt verlaufen kann. Die Leber erzeugt täglich 1 Liter Galle. Die Gallenblase zieht ihre Muskulatur zusammen, um ihren Inhalt auszuschütten. Diese Kontraktion hört erst dann auf, wenn die Gallenblase leer ist. Ist der Gallengang durch einen Stein verstopft, so werden die Muskelkontraktionen immer stärker, sodass die Krämpfe in den ganzen Bauch ausstrahlen. Auf diese Weise kann der Stein den verkrampften Gallengang nicht passieren. Da der Magen auch von diesen Krämpfen betroffen ist, kommt es zu heftigem Erbrechen. Wenn die Kolik einige Stunden andauert, tritt Gelbsucht auf. Durch öftere Anfälle wird die Leber geschädigt, sodass die Gelbfärbung nicht mehr rückläufig ist.

Die Gallensteine sind verschieden groß, von Sandkorn- bis zu Hühnereigröße. Es können einige hundert, sogar über tausend gebildet werden. Sie bestehen größtenteils aus Cholesterin.

Ursachen: Stoffwechselstörungen, Gallenblaseninfektion und Störungen beim Entleeren der Gallenblase. Eine wichtige Rolle spielt auch das Nervensystem. Als zweite Ursache sind unsere schlechten Essgewohnheiten, wie übermäßiges und häufiges Essen, insbesondere in Fett Ausgebackenes, fette Speisen, Butter, Vitaminmangel,

Bewegungsarmut, unregelmäßige Atmung, enge Kleider, dauernde Verstopfung, Schwangerschaft verursachte Gewichtszunahme zu nennen.

Bei Mandel-, Blinddarmentzündung und Stirnhöhleneiterung können ihre Mikroben auf dem Blutweg bis zur Galle gelangen und die Gallenblasenentzündung und die Entzündung der Gallenblasenflüssigkeit verursachen. Durch die Ablagerung der Salze der Gallenflüssigkeit an den Mikroben entstehen Gallensteine. Die Mikroben können ebenso aus dem Darm in die Galle gelangen, besonders nach dem Bauchtyphus.

Anzeichen: In den meisten Fällen verläuft die Krankheit ohne besondere Beschwerden. Manche klagen über saures Aufstoßen nach dem Essen, Blähungen, Schweregefühl und Schmerzen unter dem rechten Rippenbogen. Ausstrahlungen bis zur rechten Schulter. Das hängt hauptsächlich mit dem üppigen Essen zusammen. Bei einer Gallenkolik ist der Schmerz sehr heftig, tritt gewöhnlich nachts oder einige Stunden nach dem Essen auf und dauert gewöhnlich 5–6 Stunden. Erbrechen, Schüttelfrost mit Fieber und auch Gelbsucht können auftreten. Wenn die Gelbsucht länger dauert, verdunkelt sich der Harn und der Stuhl wird hell und weiß.

Komplikationen: Infektion, Entzündung und Eiterung der Gallenblase. Die Leber wird auch geschädigt, es kann außerdem zu einem Durchbruch der Gallenblase mit Bauchfellentzündung (Peritonitis) kommen.

Prognose: Bei richtiger und systematischer Behandlung günstig, ansonsten kann die Krankheit jahrelang dauern.

Vorbeugung: Die richtige Diät einhalten, viel Bewegung und naturgemäße Lebensweise.

Soforthilfe: Arzt konsultieren!

Bis zu seinem Eintreffen:

- Bei Kolik mit Erbrechen von gelbem und bitterem Inhalt anstelle der im Heilplan angegebenen Kräutertees folgenden Tee trinken:

  je 1 Esslöffel
  Pfefferminze – Mentha piperita und Quendel – Feldthymian – Thymus serpyllum

  Die beiden Kräuter mit ½ Liter siedendem Wasser übergießen, 5 Minuten kochen lassen und abgekühlt durchseihen. Vor dem Trinken 1 Teelöffel Zitronensaft pro Tasse Tee zufügen.
- Bei kolikartigen Anfällen mit heftigen, unerträglichen Schmerzen den Kranken sofort zu Bett bringen. Einen erträglich heißen Ziegel mit heißem Essig übergießen, in ein Wolltuch einschlagen und auf Leber und Galle legen.
  Anschließend eine Kaffeetasse reines Olivenöl mit einigen Tropfen Zitronensaft auf einmal austrinken lassen (siehe Olivenölkur). Solange die Kolik andauert, nur flüssige Nahrung: schwacher Tee mit wenig Zucker, dünnflüssiges Kompott aus Birnen, Äpfeln oder Pfirsichen. Ferner verdünntes Joghurt mit etwas Toastbrot.
- Bei heftigem Juckreiz ein heißes Bad (38° C, 10–20 Minuten). Danach trocken einwickeln, um das Schwitzen zu beschleunigen. Oder den Körper mit lauwarmem Perückenstrauchtee abreiben:

  3 Esslöffel Perückenstrauchtee – Blätter – Cotinus coggygris mit 600 g siedendem Wasser übergießen, 10 Minuten kochen lassen und kalt durchseihen. 1 Esslöffel Salz und Essig hinzufügen.

Heilplan der Volksmedizin

☞ **Schritt 1:**

- Gleich nach dem Aufwachen den Tag mit optimistischen Gedanken beginnen: »Es geht mir immer besser und besser und bald werde ich ganz gesund.«
- Lauwarme Abreibungen von Achselhöhlen, Bauch und Genitalbereich. Abtrocknen und sich gleich anziehen.
- Anschließend 10–20 Atemübungen. Durch die Nase tief einatmen

und durch den Mund langsam ausatmen. Vor dem Mittag- und Abendessen die Atemübungen wiederholen.

- Während des ganzen Tages einen Beutel mit Schwefel-Salzmischung im Leber- und Gallenbereich tragen: Einen Beutel aus dünnem Linon (Baumwollstoff), 25 x 15 cm, anfertigen und im Abstand von 2 cm durchsteppen, damit die Rillen zum Füllen entstehen. Die Mischung besteht aus 6 Esslöffeln Salz und 3 Esslöffeln Schwefel. Alle 15 Tage neu füllen.

  An einem der beiden Wochenendtage eine Pause einlegen. Nur die Kräutertees trinken und die vorgeschriebene Diät einhalten. Bei einer Krise ohne Unterbrechung weiterbehandeln.

☞ **Schritt 2:**

Morgens, mittags und abends 30 Minuten vor dem Essen

entweder: ½ kg Honig
¼ Liter Zitronensaft
¼ Liter Olivenöl

Das Ganze gut verrühren und 1 Esslöffel davon einnehmen.

oder: ½ kg Honig
½ Liter reines Olivenöl
50 g reines weißes Harz

Die o. a. Bestandteile im Wasserbad 20 Minuten kochen.

Dosis: 1 Esslöffel.

oder: ½ Liter Olivenöl und den
Saft von 6 Zitronen mit
½ Liter Petersilientee verrühren.

Petersilientee: ¼ kg Petersilienwurzeln in 1 Liter Wasser 30 Minuten kochen und sofort abseihen.

Dosis: 1 Likörgläschen

oder:

Mittlere Madonnenlilien-Zwiebel gut waschen (Bulbus Lilii candidi) in ½ Liter Wasser auf ¼ einkochen, abseihen und durch ein Tuch pressen. Vor dem Trinken einige Tropfen Zitronensaft hinzufügen.

☞ **Schritt 3:**

20 Minuten nach einem der o. a. Mittel 1 Weinglas (75 g):

je 50 g
Kreuz-Enzian – Gentiana cruciata
Tausendguldenkraut (Blätter) – Centaurium
Sandstrohblume – Helichrysum arenarium
Schachtelhalm – Equisetum
Pfefferminze – Mentha piperita
Ringelblume – Calendula
Wermut – Artemisia
Wegwarte – Zichorie – (Blätter, Stängel und Wurzel) – Cichorium intybus
Hopfenzapfen – Humulus lupulus – Strobuli lupuli

4 Esslöffel dieser Mischung mit: 1 gestrichenen Esslöffel Leinsamen und 1 Teelöffel Anissamen vermischen und mit 1 Liter siedendem Wasser übergießen. 25 Minuten kochen lassen und sofort durchseihen. Vor dem Trinken in jede Tasse ½ Teelöffel pulverisierten Hühnermagen: Man trocknet den Magen und mahlt ihn zu Pulver.

☞ **Schritt 4:**

2 Stunden nach dem Essen ein erbsengroßes Stück reines Bienenwachs (aus Waben) einnehmen.

☞ **Schritt 5:**

Gleich danach entweder Brennnesseltee:

50 g Brennnesselwurzeln in 1 ½ Liter Milch 30 Minuten kochen und sofort abseihen.

Oder: 1 Tasse (100 g) Enziantee

☞ **Schritt 6:**

Am Abend vor dem Schlafengehen, auch bei eintägiger Verstopfung:

- Einlauf mit ½ Liter warmem Wasser
- Anschließend Zwiebelauflagen auf den Bauch legen: Einen aus

dünner Baumwolle angefertigten Beutel zweimal durchsteppen und die drei entstandenen Taschen mit der folgenden Masse füllen: Zwiebel schälen, leicht ausdrücken, klein schneiden und mit 3 Esslöffeln Zucker, 1 Esslöffel Schwefelpulver und etwas Maismehl vermischen.

Dieser Wickel wird über den ganzen Bauch gelegt. Der Leberwickel muss doppelt so dick sein wie die anderen Wickel.

- Gleichzeitig auf dem Rücken im Leberbereich einen Sauerteigwickel:

  Den frischen (etwa 4 Stunden alten) Sauerteig mit 3 Esslöffeln geriebenen Rosskastanien oder genau so vielen Holunderwurzeln und 9 eingeweichten, entkernten und zerquetschten Dörrpflaumen verkneten und den Beutel füllen. Über den Beutel ein saugfähiges Tuch als Abschluss und eine Wollbinde zum Festhalten wickeln.
- Kopfwickel:

  Ein frisches Krautblatt auf der Innenseite ein wenig mit Essig beträufeln und auflegen. Eine Strumpfmütze darüberziehen.

  Bei Kopfschmerzen:

  Eine entsprechende Doppelhaube aus dünnem Baumwollstoff anfertigen, zweimal durchsteppen und mit Sauerteig, wie oben erwähnt, füllen, jedoch ohne Dörrpflaumen. Über Nacht behalten oder solange man es verträgt.

Allgemeine Anwendungen (als zusätzliche Maßnahmen)

Nach der Genesung sind folgende Gesundheitsregeln einzuhalten:

- Morgens, mittags und abends 15 Minuten vor dem Essen und 2 Stunden nach dem Essen 1 Tasse (75 g) Kreuz-Enziantee – Gentiana cruciata – trinken. (Die Bedeutung von Kreuz-Enziantee: Die Wurzeln haben die Eigenschaft, den Ausgang des Gallenganges zu erweitern und die Steine zu zerstören):

  Esslöffel Enzianwurzeln in 1 Liter Wasser 30 Minuten kochen und sofort abseihen.
- Jeden zweiten Abend Bauchwickel mit Holzasche machen:

  2 Handvoll Holzasche in 5 Liter Wasser 20 Minuten kochen und

abstellen. Sobald sich die Asche am Boden gesetzt hat, wird das darüberstehende reine Wasser vorsichtig in ein anderes Gefäß gegossen und für den empfohlenen Wickel verwendet.

- Kein üppiges Essen und ebenso keine Alkoholgetränke. Umstellung auf ein naturgemäßes Leben.
- 1 Stunde nach dem Frühstück 1 Kaffeetasse Madonnenlilientee: 2 Blumenzwiebeln in 1 Liter Wasser 10–15 Minuten kochen und abseihen.
- Viel körperliche Bewegung in Form von Sport, Leibesübungen, Spaziergängen usw. Breite und bequeme Kleidung tragen.

Zur Lösung von Steinen (Vorsicht: Absprache mit dem Arzt!)

☞ **Schritt 1:**

Jeden Morgen und Abend eine Speisesodalösung und 10–15 Minuten danach destilliertes Wasser trinken. (Achtung: Absprache mit dem Arzt!)

☞ **Schritt 2:**

10 Minuten danach eine Kaffeetasse Olivenöl mit 20–25 Tropfen Zitronensaft, 20–25 Tropfen Knoblauchsaft und 20–25 Tropfen Schwarzem Rettichsaft trinken.

Der Saft verdünnt die Gallenflüssigkeit, beseitigt den an den Darmwänden klebenden Schleim und erleichtert so die Ausscheidung der Galle.

(Es muss unbedingt ein kalt gepresstes, sogenanntes Jungfernöl sein, denn dieses Öl enthält ungesättigte Fettsäuren. Die Olivenölkur kann lange Zeit durchgeführt werden, weil sie unschädlich ist. Sie wirkt auch vorbeugend gegen eine Kolik. Außerdem ist das Öl ein vorzügliches Nahrungsmittel. Wenn man das Öl während der Kolik einnimmt, dann muss es eine größere Menge sein, etwa 200–500 g auf einmal. Während der Trinkkur beobachte man, ob die Steine abgehen. Das geschieht, indem man den Stuhl mit viel Wasser verdünnt und durchseiht. (Sie sind von harter Beschaffenheit und daher leicht zu erkennen.))

Anwendung: Einen mittelgroßen Schwarzen Rettich zuerst in Scheiben schneiden und dann noch zerkleinern. In 1 ½ Liter Wasser mindestens ½ Stunde kochen. Während des Kochens etwas Wasser dazugießen. Das Ganze durch ein Tuch pressen, damit nichts verloren geht. Etwas salzen und die ganze Menge auf 3–4-mal an einem Tag trinken.

Der Rettichtee wird längere Zeit getrunken. Die ausgedrückten Rettichreste kann man auch essen, falls der Magen dadurch nicht überlastet wird. Man kann nach Wunsch auch rohen Saft trinken, aber erst 10 Minuten nach dem Entsaften, damit er nicht zu scharf ist und blähend wirkt.

Der Schwarze Rettich ist reich an Mineralsalzen und Vitaminen. Die Tatsache, dass seine Heilwirkung durch das lange Kochen nicht verloren geht, spricht dafür, dass ihn nicht nur der hohe Vitamingehalt so auszeichnet, sondern dass auch andere Stoffe vorhanden sind, die bei der hohen Temperatur nicht zerstört werden und die sogar die Heilwirkung der Vitamine übersteigen.

Dasselbe vor dem Mittag- und Abendessen wiederholen.

☞ **Schritt 3:**

Die Operation der Gallensteine ist angebracht, wenn sie schon lange vorhanden sind und von einer dauernden Gelbsucht begleitet werden. Ferner bei Komplikationen mit eitriger Entzündung, bei Gallenblasendurchbruch, bei länger dauernder Verstopfung.

Diät (als zusätzliche Maßnahme)

Vegetarische Milch-Pflanzenkost. Vorwiegend Obst und Gemüse. Fleisch auf das Minimum reduzieren (2-mal wöchentlich 50–100 g), nur junges, mageres Fleisch. Schweine- Schaffleisch und Konserven sind vom Speiseplan zu streichen. Zu bevorzugen sind gedünstete oder gekochte Speisen. Ganz zu meiden sind: scharfe Speisen, Alkohol, Wurstwaren, Speck, Pflaumen, Melanzani und Nüsse.

Vor dem Mittagessen als Vorspeise entweder 1–2 gebratene Zwiebeln ohne Zucker und ohne Brot oder eine Salatplatte aus Zwiebeln und Petersilienkraut zu gleichen Teilen. Etwas Gurken oder andere bevorzugte Salatarten dazugeben und mit Olivenöl und Zitronensaft abmachen. Frisches Kraut ist erlaubt, falls es der Kranke verträgt. Mit Fleisch sparsam umgehen, und zwar nur Lamm-, Kalb- und Hühnerfleisch zu höchstens 50–100 g 2-mal wöchentlich.

Abendessen: fleischlos, Joghurt mit 1–2 Esslöffeln geriebenem Sellerie, Topfen (Quark), frischer Schichtkäse (Weichkäse), Gemüsepürees, Kompotte, Bratäpfel u. Ä. Auf gründliches Kauen ist immer zu achten, und zwar bis zum Einspeicheln der Nahrung.

Nach dem Essen 1–2 Esslöffel:

50 g Honig
Saft einer halben Zitrone
1 Esslöffel Hagebuttenmehl

Den Durst stillt man anstelle von Wasser mit Schwarzem Rettichtee (siehe »chronische Blutstauungen in der Leber«) oder mit Tannenwipfeltee:

4 Esslöffel Tannenwipfel
25 halbierte Hagebutten
5 Feigenblätter

Das Ganze mit 1 Liter kochendem Wasser übergießen und bei kleiner Hitze etwas kochen lassen; kalt abseihen. Mit Honig und Zitronensaft den Geschmack des Tees verbessern.

Gallenblasenentzündung (Cholezystitis)

Ursachen: Stauung der Galle, die ein günstiger Nährboden für Bakterien ist. Außer Mikroben können auch Parasiten als Krankheitserreger in Frage kommen. Die akute Entzündung beruht auf einer bakteriellen Infektion, während die chronische eine Folge der Gallensteine ist. Weitere Ursachen sind Schwangerschaft, falsche Ernährungsweise, bakterielle Infektionen aus dem Darm oder Blut. Die kranke Blase ist nicht mehr imstande, durch regelmäßige

Kontraktionen auf den Nahrungsreiz zu reagieren. Sie krampft sich zwar zusammen, wird aber nicht regelrecht entleert, was Schmerzen verursacht.

Anzeichen: Der Krankheitsverlauf hängt von Art und Fortschritt des Krankheitsprozesses ab; am häufigsten treten Schmerzen unter dem rechten Rippenbogen auf, Brechreiz, Erbrechen, Schüttelfrost u. Ä. Bei eitriger Entzündung ist der Zustand des Kranken sehr ernst zu nehmen: Die Temperatur steigt bis zu 39° C, 40° C, Erbrechen und Bauchschwellung gesellen sich hinzu. Es kann eine Bauchfellentzündung (Peritonitis) eintreten. Bei chronischer Entzündung sind Verdauungsstörungen wie Brechreiz, Aufstoßen, Schweregefühl nach dem Essen und Unverträglichkeit fetter Speisen zu beobachten.

Prognose: Die eitrige Entzündung ist lebensgefährlich. Die anderen Formen ergeben bei richtiger Behandlung gute Resultate. Oft sind die Betroffenen längere Zeit arbeitsunfähig.

Behandlung: Bei akuter Gallenblasenentzündung unverzügliche Einweisung in eine Klinik, wobei schwere Fälle dringend operiert werden müssen. Bei chronischer Entzündung mit Anfällen muss der Kranke im Bett bleiben, und zwar bei Fastendiät. Im Leberbereich kalte Anwendungen, schmerzlindernde Medikamente und, falls vom Arzt verschrieben, Antibiotika.

Soforthilfe akut (bis zum Eintreffen des Arztes):

- Bei kolikartigen Anfällen den Kranken sofort zu Bett bringen und auf die Leber einen lauwarmen Topfenwickel (Quarkwickel) auflegen. Mit einer Flanellbinde festhalten.
- Danach 1 Tasse (150 g) Pfefferminztee trinken lassen:
  1 Esslöffel Blätter mit ¼ Liter siedendem Wasser übergießen, 5 Minuten kochen und 20 Minuten ziehen lassen; dann durchseihen.
  Vor dem Trinken den Saft einer ganzen Zitrone hinzufügen.
  Solange der Anfall andauert, nur schwachen Tee verabreichen,

am besten Lindenblütentee mit etwas Honig oder Zucker, Apfel- oder Birnenkompott oder mit Wasser verdünntes Joghurt.

Heilplan der Volksmedizin

☞ **Schritt 1:**

- Morgens gleich mit positiven Gedanken den Tag beginnen, damit gute Laune und die feste Hoffnung, dass man bald gesund wird, die Genesung fördern.
- Achselhöhlen, Bauch und Genitalbereich mit lauwarmem Wasser abreiben.
- Während des ganzen Tages auf der Gallenblase ein in einer Schutt-Bingelkraut-Olivenölmischung getränktes Tuch tragen: 3 gehäufte Esslöffel Schutt-Bingelkraut – Mercurialis annua – in ½ Liter Olivenöl 1 Stunde im Wasserbad kochen und abseihen. Vor dem Auflegen die Haut gut abreiben. Das getränkte Tuch mit dem Fettpapier abdecken und mit einer Wollbinde festhalten. An einem Tag pro Woche eine Pause einlegen, am besten am Wochenende. Bei Bedarf die Anwendung fortsetzen.

☞ **Schritt 2:**

Morgens, mittags und abends 30 Minuten vor dem Essen 1 Esslöffel der folgenden Mischung einnehmen:

½ kg Honig
¼ kg Zitronensaft
¼ kg Olivenöl

Das Ganze gut verrühren und wie oben angegeben einnehmen.

Oder: 200 g Zitronensaft und
200 g Glyzerin

☞ **Schritt 3:**

20 Minuten nach der Einnahme von einem der o. a. Mittel 1 Tasse (75 g) Kräutertee trinken:

Je 50 g
Kreuz-Enzian (Wurzel) – Gentiana cruciata

Sandstrohblume (Blätter und Blüten) – Helichrysum arenarium
Pfefferminze – Mentha piperita
Ringelblume – (Blätter und Blüten) – Calendula
Schachtelhalm – Equisetum
Wilde Malve – Malva sylvestris
Salbei – Salvia
Johanniskraut – Hypericum
Hopfenzapfen – Humulus lupulus (Lupuli strobuli)

Davon nimmt man 3 Esslöffel und vermischt diese mit folgenden Zutaten:

1 gestrichener Esslöffel Leinsamen (vorgeröstet)
1 Teelöffel Anissamen

Die ganze Mischung mit 700 g siedendem Wasser übergießen, bei schwacher Hitze 25 Minuten kochen lassen und sofort abseihen.

☞ **Schritt 4:**

2 Stunden nach dem Essen 1 Weinglas (75 g) Kräutertee:

entweder: je 50 g
Johanniskraut – Hypericum
Sandstrohblumen – Helichrysum arenarium
Wermut (Blätter) – Artemisia
Gemeiner Erdrauch – Fumaria off.
Leberblümchen – Hepatica nobilis
Zichorie – Wegwarte – Cichorium intybus (Wurzeln)

Man nimmt 2 gehäufte Esslöffel dieser Mischung und fügt hinzu:

1 Teelöffel rote Wacholderbeeren – Juniperus oxyc.
10 halbierte Hagebutten

Die Mischung überbrüht man mit ½ Liter Wasser, lässt sie noch 10 Minuten kochen und seiht dann ab. Vor dem Trinken mit Zitronensaft und Honig abschmecken.

Oder:

Gelben Enziantee – Gentiana lutea

☞ **Schritt 5:**

Am Abend vor dem Schlafengehen:

- Einen Einlauf machen, falls auch nur eine eintägige Verstopfung vorliegt. Man bereitet ihn mit ½ Liter warmem Wasser oder Kamillentee.
- Anschließend in leichteren Fällen einen Beutel mit einer Schwefel-Salz-Mischung: die Anfertigung des Beutels siehe in früheren Kapiteln. 9 Esslöffel Salz mit 3 Esslöffeln Schwefel vermischen und in den Beutel füllen.
  In schwereren Fällen bei heftigen Schmerzen einen Beutel mit Sauerteig auflegen:
  frischer Sauerteig (vor 4 Stunden zubereitet)
  5–7 Esslöffel gemahlene Rosskastanien mit Schale oder genauso viel zerdrückte junge Holunderwurzeln.
  Den Sauerteig mit den gemahlenen Rosskastanien verkneten und in den Beutel füllen. Den Wickel abdecken und mit einer Wollbinde festhalten.
- Bei starken Kopfschmerzen einen Kopfwickel machen: Eine entsprechende Doppelhaube anfertigen und wie folgt füllen:
  Rohe geriebene Kartoffeln mit 100 g Milch übergießen und 30 Minuten ziehen lassen. Gut ausdrücken und die Haube damit füllen. Oder ein frisches Krautblatt, auf der Innenseite mit Essig beträufelt, auf den Kopf legen und eine Wollmütze darüberziehen. Über Nacht aufbehalten.

☞ **Schritt 6:**

Im Sommer sollte man eine Ruhepause einlegen. Man kann den ganzen Körper mit lauwarmem, sonnengewärmtem Wasser begießen und dann trocken abreiben.

Allgemeine Anwendungen (als zusätzliche Maßnahmen)

- Bei erhöhter Temperatur:
  Morgens, mittags und abends 20 Minuten vor dem Essen zusammen mit den im Schritt 3 angegebenen Kräutertees ein Pulver (1 g) in folgender Zusammensetzung verabreichen:
  Muskatnuss
  Ammonium chloratum
  Zitronensäure
  zu gleichen Teilen
- Bei Erbrechen vor und nach dem Essen 1 Kaffeetasse Pfefferminztee geben: 1 Esslöffel Pfefferminzblätter in ¼ Liter Wasser 5 Minuten kochen und kalt abseihen. Gleichzeitig Bauchkompressen auflegen: Das Tuch in lauwarmen Pfefferminztee tauchen und 2–3 Stunden behalten.
- Bei Juckreiz die Haut mit einem in Perückenstrauchtee getauchten Tuch abreiben: 3 Esslöffel Perückenstrauchblätter in 600 g Wasser 10 Minuten kochen und kalt abseihen. 1 Esslöffel Salz und 1 Esslöffel Essig hinzufügen und alles gut vermischen.
- Die Salz-Schwefelmischung alle 15 Tage erneuern.
- Maßnahmen nach der Genesung: Entzündungen des Magen-Darm-Kanals behandeln, um Bildung von Gallensteinen zu vermeiden. Einhaltung der richtigen Diät und ein hygienisches Leben führen.
- Schwere körperliche Arbeit, wie das Heben schwerer Gegenstände, Erschütterungen des Körpers und Verkühlung vermeiden.
- Bei erhöhter Temperatur ist weder ein Aufenthalt am Meer noch im Mineralbad zu empfehlen. Man bevorzuge das Mittelgebirge.

Diät (als zusätzliche Maßnahme)

In den ersten 2–3 Tagen entsprechend dem Gesundheitszustand und der Krankheitsentwicklung nur flüssige Nahrung verabreichen: leichter Tee, passierte Suppen und Kompotte. Nach Eintreten der Besserung auf vegetarische Kost übergehen. Milch-Pflanzenkost mit vorwiegend Obst und Gemüse. Die gewöhnliche Kost muss fettarm sein und ohne fettes Fleisch wie Schweine- oder Schaffleisch.

Verboten ist Folgendes: In Fett Gebackenes und Gebratenes, Eier, Pflaumen, Melanzani und Sauerkraut. Bei Erdbeeren und Himbeeren sollte man nur den Saft trinken, da die Samen den Darm reizen. Scharfe Speisen und Alkohol sind völlig zu streichen. Ebenso ist das Rauchen verboten. Mit Fleisch sollte man vorsichtig sein, wie bei allen Leber- und Gallenerkrankungen (siehe andere Kapitel). Eine Salatplatte aus roter Zwiebel, Petersilienkraut und Schwarzem Rettich zu gleichen Teilen sollte bei keinem Essen fehlen. Man verwende immer nur reines Olivenöl und zum Säuern Zitronensaft.

Abendessen immer fleischlos. Milchspeisen wie Joghurt mit 1–2 Esslöffeln geriebenem Sellerie, Topfen, salzfreier Schichtkäse bzw. Weichkäse bauen die vegetarische Kost auf. Ferner sind Gemüsespeisen und Teigwaren zu empfehlen, viel Kompott (aber keine Zwetschken) mit Toastbrot. Auf gründliches Kauen ist besonders zu achten.

Den Durst kann man mit zwei Tees anstelle von Wasser stillen:

Schwarzer Rettichtee:
Einen Rettich schälen, klein schneiden und in 600 g Wasser weich kochen; sofort abseihen.

Oder: Je 1 Esslöffel
Hagebutten – Rosa canina –
Fructus Cynosbati
Dornenhecke – Paliurus aculeatus
Dorniger Hauhechel –
Rad. Ononidis – Ononis hircina

1 Esslöffel davon mit 600 g siedendem Wasser übergießen und 20 Minuten kochen; kalt abseihen.

Einiges zur Leberdiät

Die Diät darf nie auf Dauer eiweißfrei oder eiweißarm sein. Tierisches Eiweiß vermehrt die Fäulnisvorgänge im Darm, daher ist es empfehlenswert, auf Pflanzeneiweiß umzusteigen. Man findet es zur Genüge in Sesam, Nusskernen, Sojabohnen, Weizenkeimen, Mandeln, Haselnüssen, Pinien und Paranüssen. An tierischem Eiweiß genügt es, wenn man Milcheiweiß zum Gemüse isst, z. B.

(Topfen) Quark. Oder nach einer anderen Faustregel: 1 g Eiweiß pro 1 kg Körpergewicht.

Butter darf man nur ganz wenig verwenden, und zwar frische Butter.

Gekochtes tierisches Eiweiß bildet bei Leberkranken Giftstoffe als Zerfallsprodukt, welche die kranken Organe beeinträchtigen. Ist eine Störung der Leberfunktion vorhanden, so ist das tierische Eiweiß (Fleisch, Fisch, Eier, Käse, Milch) so lange vom Speiseplan zu streichen, bis eine Besserung eingetreten ist. Und dann fängt man ganz langsam zuerst mit pflanzlichem Eiweiß an (s. o.).
Mit der Sojabohne, die sehr eiweißreich ist, sollte man eher sparsamer umgehen. Auch Orangen sind mit Vorsicht zu genießen.

Da in der Leberdiät das tierische Fett gänzlich zu streichen ist, muss man sich in der Pflanzenwelt nach wertvollen Ölen und Fettlieferanten umsehen.

Zu den vorzüglichsten Öllieferanten gehören frisch zerdrückte Mohnsamen, Sonnenblumenkerne und Leinsamen.

Vor allem ist es wichtig, dass man nur Öle mit ungesättigten Fettsäuren verwendet. In allen Fetten und Ölen sind 3 Arten von Fettsäuren enthalten:

gesättigte Fettsäuren
einfach ungesättigte Fettsäuren
mehrfach ungesättigte Fettsäuren

Gesättigte Fettsäuren sind in allen raffinierten Ölen und Fetten zu finden. Sie erfordern viel Sauerstoff und da sie schon gesättigt sind, können sie keine andere Verbindung in unserem Körper eingehen.

Die ungesättigten Fettsäuren können in unserem Körper gesättigt werden und zwar mit Mineralstoffen, Eiweiß und Sauerstoff. Auf diese Weise tragen sie zu einer richtigen Zellatmung bei. Alle kalt gepressten Öle, wie Olivenöl, Sesamöl, Sonnenblumen- und Nussöl, haben ungesättigte Fettsäuren.

In der Leberdiät ist besonders für Vitamin-F-reiche Kost zu sorgen. Das Vitamin F ist ein Gemisch ungesättigter essenzieller Fettsäuren. In den Sonnenblumenkernen, Leinsamen, Mohnsamen, Sesam und Pinienkernen sind Linol- und Linolensäure enthalten, die für den Fettumsatz und Glykogenaufbau notwendig sind.

Für die Salatplatten verwende man die Bittersalate wie Endiviensalat, Löwenzahn und Zichorie. Pistazien enthalten viel Chlorophyll.

Eine Karottensaft- und Schwarze-Rettich-Saft-Kur sind empfehlenswert. Bei Leberkranken ist ein absolutes Alkoholverbot erforderlich. Wenn man täglich mehr als 100–150 g Alkohol trinkt, wird ein Teil des Alkohols in Fett umgewandelt und in den Leberzellen deponiert, wodurch sich die Leber vergrößert. In Leinöl, Sonnenblumen-, Mohn-, Nuss- und Sojabohnenöl sind hoch ungesättigte Fettsäuren enthalten, insbesondere Linolsäure. Linolsäure: Der Name kommt vom Leinöl.

Leinöl enthält 50 % Linolsäure.
Rapsöl enthält 50 % Linolsäure.
Sonnenblumenöl enthält 58 % Linolsäure.
Maiskeimöl enthält 52 % Linolsäure.
Weizenkeimöl enthält 47 % Linolsäure.
Olivenöl enthält 8 % Linolsäure.

5. Erkrankungen der Milz

Die Milz, griech. Splen, befindet sich auf der linken Seite unter den Rippen und liegt am Magen und dem Zwerchfell an. Sie hat die Form einer Kaffeebohne und ihre Größe entspricht der Faust eines Erwachsenen. Von einer derben Bindegewebskapsel überzogen, enthält sie große Kammern, die sich mit Blut füllen können, das im Bedarfsfall an den Blutkreislauf abgegeben werden kann. Die Milz ist ein lymphatisches Organ. Am Hilus treten die Milzarterien und Milzvenen ein und aus. Sie spielt im Abwehrmechanismus gegen ansteckende Krankheiten eine wichtige Rolle und hat drei Aufgaben zu erfüllen:

1. Den Abbau der alternden roten Blutkörperchen einzuleiten, den die Leber dann vollendet. Das Blut der Milz wird der Leber durch die Pfortader zugeleitet.
2. Aufbau der weißen Blutkörperchen.
3. Füllung der Kammern mit Blut.

Die Milz beteiligt sich auch an der Verdauung und reguliert die Magensäure. Man hat schon seit Langem entdeckt, dass sich die Milz nach der Nahrungsaufnahme zusammenzieht. Eine kranke Milz kann man operativ entfernen und an ihrer Stelle entwickeln sich zahlreiche kleine gutartige Tumore (Splenose des Peritoneums). Um reines Blut und eine gesunde Milz zu haben, ist eine Umstellung auf naturgemäße Ernährung erforderlich: eisenhaltige Nahrung, die vom Organismus aufgenommen wird und zur Blutreinigung dient, wie z. B. Erdbeeren, Salate, Brennnesseln, Ribiseln, Rote Rüben (Beta vulgaris), Spinat, Spargel, Zwetschken, Zwiebeln, Linsen, Roggen und Gerste.

Die Milz erkrankt in sehr seltenen Fällen selbstständig, meistens handelt es sich um eine Begleiterscheinung oder Folge einer anderen Krankheit. Eine Entzündung oder eine Schwellung der Milz wird als Folge von Malaria, Typhus, Wochenbettfieber, Zirrhose, Lebersyphilis u. Ä. angesehen. Daher fällt die Behandlung ihrer

Erkrankungen mit der Behandlung der ursächlichen Grundkrankheit zusammen.

Milzentzündung

Ursachen: Schlag, Ausdehnung der benachbarten Entzündung, allgemeine Eiterung des Körpers und einige Infektionskrankheiten, wie Malaria, Typhus u. a.

Anzeichen: Unter dem linken Rippenbogen treten Schmerzen auf. Schweregefühl, Schüttelfrost, Appetitlosigkeit, Brechreiz und Erbrechen kommen hinzu. Anfangs Verstopfung, dann Durchfall, Mattigkeit und gelbe Hautfärbung.

Behandlung: Klinisch und auf die Beseitigung der Grundkrankheit gezielt. Kennt man diese nicht, dann muss man den Körper allgemein stärken.

Heilplan der Volksmedizin

☞ **Schritt 1:**

Morgenanwendungen:

- Gleich nach dem Aufwachen sich mit optimistischen Gedanken beschäftigen.
- Lauwarme Abreibung von Achselhöhlen, Bauch und Geschlechtsorganen. Trocken abwischen.
- In fieberlosen Fällen im Milzbereich den ganzen Tag entweder einen Beutel mit Rosskastanien tragen:

  Einen 25 x 15 cm großen Beutel dreimal durchsteppen, mit 10–12 ganzen Rosskastanien füllen. Die Kastanien werden nicht erneuert.Oder ein Heilpflaster (Alkanna-Wurzel) verwenden, das auf ein an mehreren Stellen durchlöchertes Nylonstück geheftet wird, damit die Haut atmet. 15 Tage auf der einen Seite tragen, dann wenden und weitere 15 Tage gebrauchen. Dann erneuern.

Pause an einem der beiden Wochenendtage. Im Notfall Behandlung fortsetzen.

☞ **Schritt 2:**

Bei Fieber bis 38° C:

Morgens, mittags und abends 15 Minuten vor dem Essen je 1 Pulver (1 g):

Je 10 g
Muskatnusspulver
Ammonium chloratum
Weinsäure – Acidum tataricum

Man macht daraus 30 Pulverportionen zu je 1 g. Bei Fieber über 38° C sind 2 Pulverportionen zu verabreichen.

In fieberlosen Fällen:

1 Esslöffel Saft vom Schwarzen Rettich. 3 Rettiche durch den Fleischwolf drehen und durch ein Tuch pressen oder einfach entsaften. Den gewonnenen Saft mit dem Saft einer ganzen Zitrone vermischen.

☞ **Schritt 3:**

Zusammen mit dem ersten oder zweiten angeführten Mittel ein Weinglas (75 g) Kräutertee:

Je 50 g
Odermennig – Agrimonia
Gemeiner Hohlzahn – Galeopsis tetrahit
Hirschzunge – Phyllitis
Echtes Eisenkraut – Verbena
Tausendguldenkraut – Centaurium
Johanniskraut – Hypericum
Hirtentäschel – Capsella bursa-pastoris
Wermut – Artemisia
Frauenmantel – Alchemilla vulg.
100 g Hopfen – Humulus lupulus – Lupuli strobuli

2 Esslöffel dieser Mischung vermengt man mit 1 gestrichenem Teelöffel Anis und übergießt es mit ½ Liter siedendem Wasser, lässt zugedeckt 10 Minuten kochen und seiht es dann ab.

Bei Schmerzen in der Milz: Salbeitee

1 Esslöffel Salbei mit ½ Liter siedendem Wasser übergießen, 20–30 Minuten ziehen lassen und abseihen.

☞ **Schritt 4:**

2 Stunden nach dem Essen 1 Esslöffel:

½ kg Honig
20 grüne Blätter von der Pelargonie (mit Stängeln)
20 Marillenkerne oder süße Mandeln (gemahlen oder zerstoßen)
4 fleischige, entkernte Zitronen mit Schale durch den Fleischwolf gedreht
1 Esslöffel Zimt
je 10 g Baldriantinktur
je 10 g Weißdorntinktur

Anmerkung: In Marillenkernen (Aprikosen) ist das Vitamin B 15 enthalten. Es wirkt positiv bei vielen Krankheiten, wie Herzinfarkt, Arteriosklerose, Zirrhose, Gelbsucht u. a. Vitamin B 15 verbessert die Fähigkeit des Blutes, den Sauerstoff aufzunehmen. Durch bessere Sauerstoffaufnahme wird die Entgiftung des Körpers erleichtert und dadurch auch die Leber entlastet.

☞ **Schritt 5:**

10 Minuten danach 1 Tasse (75 g) Tee:

5 mit Schale zerstoßene Nüsse
je 2 Esslöffel
Brennnesselwurzel – Urtica
Petersilienwurzel – Petroselinum
Zichorie – Wegwarte – Cichorium intybus
Gerste – Hordeum
Hafer – Avena sativa

Das Ganze in 2 ½ Liter Wasser 15 Minuten kochen. Dann 4 Esslöffel folgender Mischung hinzufügen:

Je 50 g
Tannenwipfel
Isländisches Moos – Cetraria islandica
Lungenkraut – Pulmonaria
Schachtelhalm – Equisetum arvense
Liebstöckel – Levisticum off.
Kreuz-Enzian – Gentiana cruciata
1 Teelöffel Asparaguswurzel – Asparagus off.

Noch 15 Minuten kochen lassen und kalt durchseihen.

☞ **Schritt 6:**

- Am Abend vor dem Schlafengehen, bei Fieber, falls Verstopfung vorhanden ist, wenn auch nur eintägig, einen Einlauf mit ½ Liter warmem Wasser (30° C bis 33° C) machen.
- Anschließend eine kalte Kartoffelauflage auf den Bauch auflegen: Rohe Kartoffeln reiben, mit 1 Tasse Essig übergießen und 20 Minuten ziehen lassen.
  Oder einen Kürbis anreiben. In beiden Fällen gut ausdrücken und einen zweimal durchgesteppten Beutel damit füllen.
  Oder kalte Milchkompressen auflegen:
  Ein vierfach gefaltetes Tuch in kalte Milch tauchen, gut ausdrücken und auflegen. Sobald die Kompresse warm wird, durch eine frische ersetzen.

In fieberlosen Fällen:

- Einlauf mit warmem (37° C) Wasser
- Warme Reisauflagen auf den Bauch auflegen:
  Genau wie oben beschrieben: Einen Beutel anfertigen und mit gekochtem, warmem (38° C) Reis füllen.
  Zubereitung: 300 g Reis, 30 eingeweichte, entkernte und zerquetschte Dörrpflaumen in 900 g Wasser zu einem Brei kochen. 10 Minuten vor dem Abnehmen vom Herd 3 Esslöffel Leinsamen hinzufügen.

Das Ganze gut verrühren und noch 10 Minuten kochen lassen. Dann wegstellen und rühren, bis eine teigige Masse entsteht.

An den folgenden 2 Abenden warmen (37° C), frischen (vor 4 Stunden zubereiteten) Sauerteig auflegen:

15 mit Schale zerriebene Rosskastanien oder Holunderwurzeln und 15 entkernte, eingeweichte und zerdrückte Dörrpflaumen mit dem Sauerteig verkneten, in einen Beutel füllen und auflegen. Mit einem saugfähigen Material abdecken und mit einer Wollbinde nach außen abschließen.

Bei Kopfschmerzen: Einen Kopfwickel mit Sauerteig auflegen: 7–9 Esslöffel Rosskastanien (Zubereitung siehe oben) mit dem Sauerteig verkneten und eine zweimal durchgesteppte Doppelhaube damit füllen. Eine Wollmütze darüberziehen und über Nacht aufbehalten.

Anmerkung: Reis- und Sauerteigmengen in die Hälfte teilen und einen Wickel auf die kranke Milz und den anderen auf den Bauch legen.

Diät (als zusätzliche Maßnahme)

Vegetarische Milch-Pflanzenkost. Vorwiegend Obst und Gemüse oder gewöhnliche Kost, wobei fettes Fleisch, wie Schweine-, Schaf- und Rindfleisch, zu streichen sind. Ebenso sind konserviertes Fleisch und konservierter Fisch zu meiden. Absolut verboten sind scharfe Speisen, Alkohol und Tabak.

Als **1. Frühstück** bei Blutarmut sind zu empfehlen: 1 Tasse des bulgarischen Getränk »Hausbosa« oder Fruchtsaft, dem man am Vorabend etwas Germ (Hefe) hinzufügt, ihn über Nacht stehen lässt und am nächsten Morgen Folgendes dazugibt:

1 Teelöffel Bierhefe
1 Teelöffel Brennnesselmehl
1 Teelöffel Hagebuttenmehl

1 Stunde später folgt das **2. Frühstück,** das aus einer Salatplatte besteht: Zwiebel, Petersilienkraut und Schwarzer Rettich zu gleichen Teilen.

Mit Olivenöl und Zitronensaft abschmecken.

Zu **Mittag** den Fleischessern etwas Fleisch (100–150 g) verabreichen, wie Lamm-, Kalb- oder Hühnerfleisch, frischen Fluss- oder Meeresfisch.

Am **Abend** immer fleischlos: Joghurt, Gemüse, Teigwaren und Kompotte. Zum Mittag- und Abendessen mit der gut gekauten Nahrung 1 Chinin einnehmen und nach dem Essen 1–2 Löffel Holundermarmelade mit etwas Honig.

Anstelle von Wasser Manna-Eschetee trinken: Zubereitung wie bei anderen Tees. Vor den Hauptmahlzeiten und vor dem Schlafengehen je ein Glas trinken.

Oder Erdbeerblättertee: 1 Esslöffel Blätter in ½ Liter Wasser 5 Minuten kochen. Vor den Hauptmahlzeiten trinken.

Tipps:

1. Füße immer rein, warm und trocken halten.
2. Im erhitzten Zustand nie kaltes Wasser trinken, Eis oder kalte Speisen essen.

Milzabszess

Ursachen: Tritt am häufigsten als sekundäre Erkrankung auf, und zwar als Entzündungsprozess, der von den benachbarten Organen auf die Milz übergreift. Manchmal kann die Ansteckung durch die Blutbahn erfolgen.

Häufig auch durch die Thrombose (Verstopfung) der Milzarterie, insbesondere bei Infektionskrankheiten wie Bauchtyphus u. a.

Anzeichen: Die richtige Diagnose kann erst dann festgestellt werden, wenn bei der vergrößerten Milz die Schwellung zu tasten ist. Eine plötzliche Abschwellung der Milz lässt ebenfalls auf einen Eiterherd schließen, wie auch der Eiterauswurf beim Erbrechen, Husten, Stuhl oder Harn, da der Eiter in die benachbarten Organe eindringen kann. Der Zustand des Kranken ist ernst. Er klagt über Schmerzen unter dem linken Rippenbogen, Schweregefühl, begleitet von Fieber und Schüttelfrost. Typisch ist der lang andauernde Schüttelfrost, der den Betroffenen völlig erschöpft. Allgemeine Mattigkeit ist auch zu beobachten. Es kann eine Reihe von Komplikationen eintreten, einschließlich der Bauchfellentzündung (Peritonitis).

Prognose: ernst

Behandlung: Obligatorisch klinisch und am häufigsten chirurgisch.

Soforthilfe

- Sollte sich an der kranken Stelle ein Eiterherd bilden, der einem kalten Abszess ähnlich ist, so legt man drei Abende hintereinander warme Wickel mit Leinsamen auf:
  Leinsamen in etwas Milch kochen und vor dem Auflegen mit ein wenig Zucker bestreuen. Bricht der Eiter nicht sofort durch, so legt man die Leinsamen so lange auf, bis das gewünschte Ergebnis erreicht ist. Der Kranke soll aber die Behandlung im Krankenhaus fortsetzen.
- Nach dem Eiterdurchbruch empfiehlt die Volksmedizin, die Wunde mit dem Johanniskrauttee zu waschen:
  3 Esslöffel Johanniskraut (Blätter und Blüten) – Hypericum – mit 500 g siedendem Wasser übergießen und noch 10 Minuten kochen lassen; kalt abseihen.
- Anschließend die Wunde mit folgender hausgemachter Salbe behandeln: 50 g grüne Brennnesselblätter und -stängel zerquetschen und den Saft auspressen.
  Aus 2 Eiweiß Schnee schlagen und mit dem Saft vermischen, damit eine dicke Salbe entsteht. Zum Eindicken kann man nach Wunsch ½ Teelöffel Honig und so viel Mehl dazugeben, wie die Masse erfordert, um streichfähig zu werden.

Heilplan der Volksmedizin

☞ **Schritt 1:**

- Bereits nach dem Aufwachen (ab 16. Lebensjahr) die bekannte Formel »Es geht mir immer besser und besser und bald werde ich ganz gesund« anwenden.
- Anschließend Achselhöhlen, Bauch und Genitalbereich lauwarm abreiben.
- Danach Atemübungen: 10–20-mal tief durch die Nase einatmen und langsam durch den Mund ausatmen. Dieselben Übungen vor dem Mittag- und Abendessen wiederholen.
  1–2 Stunden nach dem Frühstück, falls der Kranke nicht bettlägerig ist, Dampfkompressen in Form von Beuteln, mit Sauerteig und Rosskastanien gefüllt, vorn und hinten im Milzbereich auflegt.
  Oder:
  Bauchkompressen: Wickeltuch in warmen Breitwegerichtee tauchen. Beutel 5–7 Stunden und Bauchkompressen 3–4 Stunden behalten.
- Die Berufstätigen mögen über den ganzen Tag im Milzbereich das Heilpflaster (Alkanna-Wurzel) tragen.

An einem der Wochenendtage alle Anwendungen unterbrechen, nur Kräutertees trinken und Diät einhalten. Bei Bedarf den Heilplan fortsetzen.

☞ **Schritt 2:**

Morgens, mittags und abends 30 Minuten vor dem Essen 1 Esslöffel (für Kinder 1 Teelöffel) der u. a. Mischung einnehmen: ½ kg Honig, 3 fleischige Zitronen entkernen, ausdrücken, klein schneiden und mit Schale durch den Fleischwolf drehen. 1–2 Esslöffel Quendelmehl – Thymus serpyllum (trockene Pflanze in der Kaffeemühle mahlen und durchsieben).

☞ **Schritt 3:**

20 Minuten danach 1 Tasse (75 g, für Kinder die Hälfte) Kräutertee trinken:

120 g Hirschzunge – Phyllitis scolopendrium
je 80 g
Nelkenwurz – Geum
Petersilienkraut – Petroselinum crispum
Bärentraubenblätter – Arctostyphylos
Vogelknöterich – Polygonum
je 40 g
Robinie – Robinia pseudoacacia
Johanniskraut (Blätter und Blüten) – Hypericum
Kamillenblüten – Matricaria chamomilla
Quendel – Thymus serpyllum

4 Esslöffel der Mischung mit 1 Liter siedendem Wasser übergießen und bei schwacher Hitze 30 Minuten kochen lassen, also auf die Hälfte einkochen; kalt abseihen.

10 Minuten vor dem Mittagessen:

1 Teelöffel Ammonium chloratum
150 g Natur-Rotwein
30 g Olivenöl
6 Würfel Zucker

☞ **Schritt 4:**

Bei Fieber: 2 Stunden nach dem Essen
1 g (Kinder ½ g) Pulver:
6 g Muskatnuss
6 g Ammonium chloratum
6 g Zitronensäure

Das Ganze gut vermischen und auf 18 Portionen zu 1 g aufteilen. Das Pulver mit dem unten angegebenen Tee trinken. Nach dem Abklingen des Fiebers die Pulver absetzen.

In fieberlosen Fällen: 1 Tasse (75 g) Kräutertee

je 50 g
Odermennig – Agrimonia
Weide (Blätter und Blüten) – Salix

Löwenzahn – Taraxacum
Lungenkraut – Pulmonaria
Pfefferminze – Mentha piperita
Wermut – Artemisia (Blätter)
Hirtentäschel – Capsella bursa pastoris
Schachtelhalm – Equisetum
Liebstöckel (Blätter) – Levisticum
Zichorie – Wegwarte – Cichorium intybus
Hopfenzapfen – Humulus lupulus –
Lupuli strubuli

Von dieser Mischung 2 Esslöffel mit ½ Liter siedendem Wasser übergießen und dann bei schwacher Hitze noch 10 Minuten kochen lassen; kalt durchseihen.

☞ **Schritt 5:**

- Am Abend vor dem Schlafengehen 2–3 Abende hintereinander einen warmen Einlauf mit 1 Liter Kamillenblütentee machen:
  3 Esslöffel Kamillenblüten mit 1 Liter siedendem Wasser übergießen, 20 Minuten zugedeckt ziehen lassen und abseihen. Ansonsten den Einlauf nur bei Verstopfung machen und das mit ½ Liter Kamillentee.
- Anschließend an einem Abend Dampfkompressen im Milzbereich auflegen, und zwar vorne und hinten je 1 Beutel mit erträglich heißem Salz gefüllt, mit einem Wachstuch oder Pflaster abdecken und einer Wollbinde festhalten. Sobald die Kompresse kalt wird, wegnehmen.
- Danach auf dieselben Stellen Sauerteigbeutel auflegen:
  3–4 Esslöffel geriebene Rosskastanien mit Schale mit dem 4 Stunden alten Sauerteig verkneten (oder Holunderwurzeln), 20 eingeweichte, entkernte und zerquetschte Dörrpflaumen dazugeben und vor dem Auflegen in jedem Beutel 1 Teelöffel Staubzucker hinzufügen.
  Tipp: Sehr harte Rosskastanien 6–8 Stunden in lauwarmem Wasser weichen lassen, damit sie aufquellen können. Dann die Scha-

le abziehen und den Rest klein schneiden. Das Ganze zerstoßen oder durch den Fleischwolf drehen.

- Gleichzeitig eine Bauchkompresse mit Breitwegerichtee machen: Ein vierfach gefaltetes Tuch in den Tee tauchen;
  3 Esslöffel Breitwegerich – Plantago major (Blätter und Blüten) mit 600 g siedendem Wasser übergießen und 5 Minuten kochen lassen. Diese Kompresse soll vorne und hinten beide im Milzbereich aufgelegten Beutel überdecken.
- Nackenwickel:
  1–2 Esslöffel geriebene Rosskastanien mit Sauerteig verkneten. Falle keine Rosskastanien vorhanden sind, Holunderwurzeln verwenden (Zubereitung siehe frühere Kapitel). Beutel füllen und auflegen. Über Nacht behalten.
- Am anderen Abend im Milzbereich entweder einen Wickel mit Holunderblättern:
  Holunderblätter in einer Tasse Milch kochen, 1 Esslöffel Zucker hinzufügen und auflegen.
  Oder einen Zwiebelwickel: Zwiebeln braten, schälen, leicht ausdrücken, klein schneiden, mit 10–15 eingeweichten, entkernten und zerdrückten Dörrpflaumen pro Beutel vermischen und je 1 Teelöffel Zucker hinzufügen. Die Masse auf zwei Beutel verteilen. Gleichzeitig auch andere Anwendungen vom ersten Abend vornehmen. Über Nacht oder bis zur Verträglichkeit behalten.

Allgemeine Anwendungen (als zusätzliche Maßnahmen)

- Bei Kopfschmerzen den Nackenwickel durch einen Kopfwickel ersetzen: Den Sauerteig mit 5–9 Esslöffeln Rosskastanien verkneten.
- Bei heftigen Bauchschmerzen den für die Milz angegebenen Wickel in dreifacher Menge über den ganzen Bauch legen und über Nacht behalten.
- Während der Menstruation keine Dampfkompressen anwenden, nur warme (bis 36° C) Auflagen.

Diät (als zusätzliche Maßnahme)
Vegetarische Milch-Pflanzenkost, vorwiegend Obst und Gemüse, schwach gesalzen und mäßig mit Zitronensaft gesäuert.

Scharfe Speisen, Alkohol und Tabak sind völlig wegzulassen.

Vor dem Mittag- und Abendessen: Als Vorspeise 1–2 gebratene Zwiebeln ohne Zucker und Brot. Die Zubereitung ist wie bei Bratäpfeln. Oder eine Salatplatte aus roter Zwiebel (oder Frühlingszwiebel), Petersilienkraut und Karotten zu gleichen Teilen. Alles fein reiben und mit Zitronensaft und Olivenöl abschmecken.

Nach dem Essen: 1 Teelöffel Holundermarmelade und ¼ Teelöffel Eierschalenpulver vermischen und einnehmen.

Danach das bulgarische Getränk »**Hausbosa**«:

2–3 Esslöffel frischer Sauerteig
(vor 4 Stunden zubereitet)
1 Teelöffel Honig
1 Teelöffel Brennnesselmehl

Etwas Fruchtsaft oder Wasser daruntermischen, damit ein dichtes Getränk entsteht.

Das Wasser ist durch folgende Tees zu ersetzen, falls die angegebenen Tees nicht ausreichen:

entweder: Hopfentee

2 Esslöffel Hopfenzapfen – Humulus lupulus – Lupuli strubuli in ½ Liter Wasser kochen und kalt abseihen.

oder: Gerstentee

7 Esslöffel Gerste in 2 Liter Wasser 20 Minuten kochen und kalt abseihen.

Chronische Milzschwellung

Ursachen: Erkrankungen mit Blutstauungen im Bereich der Halsvene oder ihrer Verzweigungen, manche Infektionskrankheiten u. Ä. Man kann die Schwellung durch die Bauchdecke dann ertasten, wenn die Milz auch noch verhärtet ist. Da sie ein Bestandteil des Lymphsystems ist, schwillt sie bei allen Krankheiten an, die mit einer lymphatischen Reaktion verbunden sind, wie bei Tuberkulose, Malaria, Leukämie u. a.

Anzeichen: Vergrößerte Milz mit oder ohne dauernde leichte Schmerzen unter dem linken Rippenbogen.

Behandlung: Zuerst die Grundkrankheit behandeln.

Soforthilfe

- Bei Schmerzen:
  Im Milzbereich entweder einen Beutel mit heißem Salz oder warmem Topfen (Quark) auflegen.
- Treten gleichzeitig auch in der Leber Schmerzen auf, dann auch dort unter die Bauchkompresse die für die Milz angegebenen Auflagen verwenden.

Die Volksmedizin empfiehlt bei schwächeren Patienten zur allgemeinen Stärkung des Körpers Folgendes:

Löwenzahntee – Taraxacum

oder: Hirschzungentee – Phyllitis

2 Esslöffel Hirschzungenkraut in ½ Liter Wasser 5 Minuten bei kleiner Hitze kochen und kalt abseihen.

oder: Johanniskrauttee

1 Esslöffel Johanniskraut – Hypericum – mit ½ Liter siedendem Wasser übergießen, ½ Stunde ziehen lassen, abseihen und 3-mal täglich vor dem Essen 1 Weinglas davon trinken.

oder: Kreuz-Enziantee –

Gentiana cruciata (Zubereitung wie Johanniskrauttee)

oder: Gerstentee

4–5 Esslöffel zerstoßene Gerste in 1 Liter Wasser auf 750 g einkochen. 50 g Honig dazugeben und 3-mal täglich vor dem Essen 1 Glas trinken.

Bei schwächeren Patienten ist es zur Stärkung auch angeraten, alle 2 Stunden 1 Esslöffel Stärkungscreme einzunehmen:

2 Kaffeetassen Hagebuttenmehl
2 Kaffeetasse Schafgarbenpulver (weiß) – Achillea
1 Kaffeetasse Schafgarbenpulver (gelb) – Achillea
300 g Butter
600 g Honig

Zubereitung: Butter und Honig im Wasserbad bei schwacher Hitze zergehen lassen. Dann herausnehmen und das Kräuterpulver dazugeben. Im Porzellangefäß mit einem Holzlöffel 1 Stunde rühren. Hagebuttenmehl: Hagebutten entkernen, trocknen und mahlen.

Anmerkung: Bevor man Mehl aus den Heilkräutern herstellt, wickelt man die betreffenden Kräuter in ein Mulltuch ein und hält sie 1–2 Minuten über Wasserdampf zur Desinfektion. Danach trocknet man sie im Backofen und mahlt sie in der Kaffeemühle. Zum Schluss siebt man sie durch.

Heilplan der Volksmedizin

☞ **Schritt 1:**

Den Tag hoffnungsvoll mit dem Gedanken beginnen: »Mir geht es immer besser und besser …«

Lauwarme Abreibungen von Achselhöhlen, Bauch und Genitalbereich. Im Milzbereich vorne und hinten ein Heilpflaster aus Alkanna-Wurzel anbringen.

Atemübungen: 10–20-mal durch die Nase tief einatmen und durch den Mund langsam ausatmen. Vor dem Mittag- und Abendessen wiederholen.

Am Wochenende einen Tag alle Anwendungen unterbrechen.

☞ **Schritt 2:**

Morgens, mittags und abends 15 Minuten vor dem Essen, falls kein bitterer Geschmack vorhanden ist, 1 Tasse (75 g) Kräutertee:

Je 50 g
Odermennig – Agrimonia
Echtes Eisenkraut (Blätter und Blüten) – Verbena off.
Löwenzahn (Blätter) – Taraxacum
Lungenkraut – Pulmonaria
Wermut – Artemisia absinthium (Blätter)
Schachtelhalm – Equisetum
Zichorie – Wegwarte – Cichorium intybus
Hirtentäschel – Capsella bursa pastoris
Hopfenzapfen – Humulus lupulus – Strobuli lupuli

2 Esslöffel davon mit ½ Liter siedendem Wasser übergießen und bei schwacher Hitze noch 10 Minuten kochen; kalt durchseihen.
Den Durst möge man mit Hopfen- oder Hirschzungentee stillen: 2 Esslöffel Hopfen in 500 g Wasser 10 Minuten kochen und kalt abseihen.

☞ **Schritt 3:**

In fieberlosem Fall

1 Esslöffel der Mischung:
500 g Honig
20 grüne Blätter des Stinkenden Storchenschnabels (Vorsicht bei empfindlichem Magen!)
20 süße Mandeln mahlen
3 fleischige, entkernte Zitronen mit Schale klein schneiden, ausdrücken und durch den Fleischwolf drehen.

☞ **Schritt 4:**

10 Minuten danach 1 Tasse (75 g) Kräutertee

je 60 g
Hirtentäschel (Blätter und Blüten) –

Capsella bursa pastoris
Tausendguldenkraut (Blätter und Blüten) – Centaurium
je 40 g
Schafgarbe (Blätter und Blüten) – Achillea millefolium
Hopfenzapfen – Humulus lupulus
Johanniskraut (Blätter und Blüten) – Hypericum

2 Esslöffel davon mit 500 g heißem Wasser übergießen, noch 10 Minuten kochen lassen und kalt abseihen.

☞ **Schritt 5:**

- Am Abend vor dem Schlafengehen 1–2 Abende hintereinander einen warmen Einlauf mit 1 Liter Kamillentee machen:
  3 Esslöffel Kamillenblüten mit 1 Liter heißem Wasser übergießen, 20 Minuten zugedeckt ziehen lassen und abseihen.
  Ansonsten den Einlauf mit ½ Liter warmem Kamillentee nur bei Bedarf machen.
- Anschließend eine Gerstenauflage im Milzbereich vorn und hinten auflegen:
  2 Beutel aus Mull anfertigen und mit erträglich heißer gekochter Gerste füllen; 20–30 Minuten behalten.
- Massage der Wirbelsäule:
  Mit einem in Kampfer getauchten Wattebausch links und rechts der Wirbelsäule in kreisenden Bewegungen von unten nach oben massieren.
- Bauchkompresse:
  Ein 4-fach gefaltetes Tuch in eine warme Rosskastanien-Abkochung tauchen:
  6 Rosskastanienblätter mit 600 g heißem Wasser übergießen, 10 Minuten kochen lassen und abgekühlt durchseihen.
- Außerdem an einem Abend im Milzbereich vom Nabel bis zur Wirbelsäule einen Beutel mit zwei Taschen mit Sauerteig gefüllt auflegen:
  Den Sauerteig mit Rosskastanien (9 Esslöffel, Zubereitung siehe

oben) oder Holunderwurzeln (8–9 Esslöffel) verkneten und den Beutel damit füllen.

- An einem anderen Abend entweder eine warme Zwiebelauflage auflegen:
  Gebratene Zwiebeln schälen, leicht ausdrücken, klein schneiden, mit 10–15 eingeweichten, entkernten und zerquetschten Dörrpflaumen vermischen und etwas Maismehl hinzufügen. Das Ganze gut vermischen und auflegen.
  Oder eine warme Porreeauflage machen:
  Porree mit 10–15 Dörrpflaumen (siehe oben) in 100 g Milch dick einkochen (wie Leinsamenauflage) und vor dem Auflegen ½ Teelöffel Zucker hinzufügen.
- Gleichzeitig einen Nackenwickel auflegen:
  Einen Beutel mit Sauerteig und 1–2 Esslöffeln Rosskastanien füllen und auflegen.

Bei Kopfschmerzen: Eine entsprechend angefertigte Doppelhaube mit Sauerteig und 9–10 Esslöffeln Rosskastanien füllen und auflegen. Eine Wollmütze darüberziehen und über Nacht behalten.

Diät (als zusätzliche Maßnahme)

Als Vorspeise einen Salat aus gekochtem Sellerie oder diesen als Beilage zu anderen Speisen essen.

Sagomilz (Amyloidose)

Ursachen: Diese Krankheit tritt gleichzeitig (meist) mit der Leberamyloidose auf.

Anzeichen: Die Milz schwillt an und verhärtet sich. Manchmal treten Magen-Darm-Störungen auf, Schweregefühl und Schmerzen unter dem linken Rippenbogen.

Behandlung: wie bei Leberamyloidose

Milzechinokokkus

Ursachen: wie bei Leberechinokokkus

Anzeichen: Die Milz kann beträchtlich anschwellen und die benachbarten Organe drücken, sodass Atemnot, Erbrechen und Verstopfung auftreten.

Behandlung: klinisch

Heilplan der Volksmedizin

☞ **Schritt 1:**

Gute Laune und Hoffnung auf Genesung. Lauwarme Abreibungen. Bei bettlägerigen Patienten nach dem Frühstück Zweibelauflage auf den Bauch legen und 5 Stunden behalten. Die Berufstätigen tragen einen Salzbeutel im Milzbereich: 2 Esslöffel Schwefel und 6 Esslöffel Salz vermischen und in Beutel (24/23 cm) füllen.

☞ **Schritt 2:**

Morgens, mittags und abends 20 Minuten vor dem Essen 1 Esslöffel (Kinder 1 Teelöffel) Zwiebelsaft einnehmen: 5 rohe Zwiebeln anreiben und in einem Gefäß mit 500 g Zucker vermischen. 7 Tage an einem hellen Ort stehen lassen und dann durch ein Tuch pressen.

☞ **Schritt 3:**

10 Minuten danach 1 Tasse (75 g, für Kinder die Hälfte) Kräutertee trinken:

Je 50 g
Odermennig – Agrimonia
Birkenblätter – Betula
Schafgarbe (Blätter und Blüten) – Achillea
Echtes Eisenkraut (Blätter und Blüten) –

Verbena off.
Johanniskraut (Blätter und Blüten) – Hypericum
Sandstrohblume – Helichrysum arenarium
Wermut – Artemisia
Kreuzenzian – Gentiana cruciata
(Blätter und Blüten)
Roter Wacholder – Juniperus oxycerdus
Hopfenzapfen – Humulus lupulus – Strobuli lupuli

3 gehäufte Esslöffel mit 600 g heißem Wasser übergießen und bei schwacher Hitze 10 Minuten kochen lassen; kalt durchseihen.

☞ **Schritt 4:**
2 Stunden danach Schritt 2 und Schritt 3 wiederholen.

☞ **Schritt 5:**
- Vor dem Schlafengehen bei Bedarf einen Einlauf mit 250–500 g Kamillentee machen (siehe in früheren Kapiteln).
- Anschließend im Milzbereich vorne und hinten je einen warmen Beutel (25 x 15 cm) mit gebratener Zwiebel auflegen (siehe in früheren Kapiteln). Mit 20 Dörrpflaumen anreichern. Etwas Maismehl dazugeben. Mit einem Wachstuch und einer Wollbinde abschließen.
- Kopfwickel: Ein frisches Krautblatt auf der Innenseite mit etwas Essig befeuchten und auflegen. Eine Mütze darüberziehen.
  2 Esslöffel Schwefel und 6 Esslöffel Salz vermischen und in Beutel (24 x 12 cm) füllen.

Diät (als zusätzliche Maßnahme)
wie bei Leberechinokokkus (siehe Seite 98 ff.)
Den Durst anstelle von Wasser mit Petersilienkrauttee stillen:
2 Esslöffel Petersilienkraut und 2 Esslöffel Petersilienwurzel in 1 Liter Wasser 20 Minuten kochen und kalt durchseihen. Oder Fruchtsaft trinken.

6. Gesundheitsratschläge

Atmung und reine Luft

Die Atmung ist eine der wichtigsten Funktionen unseres Körpers. Ohne Nahrung und Wasser kann man eine gewisse Zeit leben, aber ohne zu atmen nur einige Minuten.

Das Leben und die Gesundheit eines Menschen hängen nicht nur von der Atmung, sondern vor allem von der richtigen Atmung ab. Beim Einatmen gelangt die Luft in die Lunge, wo das Blut den Sauerstoff aufnimmt, um ihn den Körperzellen zuzuführen. Dort findet ebenfalls ein Gasaustausch statt. Das bei den Verbrennungsvorgängen in den Zellen entstandene Kohlenstoffdioxid (eine Verbindung zwischen Kohlenstoff und Sauerstoff) muss auch auf dem Blutwege in die Lunge gebracht und durch das Ausatmen ausgeschieden werden. Wir sehen, dass ohne Sauerstoff ein Gasstoffwechsel in unserem Organismus undenkbar wäre.

Beim Atmen in Ruhestellung nimmt ein gesunder Mensch ca. ½ Liter Luft auf und scheidet genau so viel wieder aus. Da ein gesunder Erwachsener durchschnittlich 15-mal in der Minute atmet, verbraucht er in einer Minute 7,5 Liter Luft, in 24 Stunden ca. 10.000 Liter. Bei Atemfehlhaltungen bzw. falscher Atmung ist das Blut durch ungenügende Sauerstoffzufuhr beeinträchtigt, wovon auch mehr oder weniger der ganze Körper in Mitleidenschaft gezogen wird.

Bei richtiger Atmung, die weiter unten beschrieben wird, erhält der Organismus die für die normalen Funktionen erforderliche Menge Sauerstoff.

Vom Atmungsprozess (Ein- und Ausatmen), der ununterbrochen verläuft, hängt das menschliche Leben ab. Der Ertrinkungstod kommt dadurch zustande, dass sich der Ertrinkende weder von der verbrauchten Luft befreien noch die frische Luft von außen aufnehmen kann. Wir alle sollten vermeiden, unreine Luft einzuatmen, genauso wie wir von schmutziger Nahrung und unsauberem Wasser Abstand nehmen. Manchmal kann die Luft, die wir einatmen, viel unreiner sein als die Nahrung, die wir zu uns nehmen, oder das Wasser, das wir trinken. Es gibt Menschen, die wach oder schlafend stundenlang in geschlossenen Räumen verbringen und die unreine Luft ständig einatmen, die von ihnen selbst oder von ihren Mitmenschen verbraucht wurde. Zum Glück wiegt die Luft sehr wenig und kann sich leicht im Raum verteilen. Auch bei geschlossenen Türen und Fenstern sind zwischen Wänden und Decken, zwischen Fenstern und Türen Spalten vorhanden, die das Eindringen von Außenluft in die Räume ermöglichen. Das beste Mittel, vielen Krankheiten vorzubeugen, ist, an der frischen Luft zu leben und zu arbeiten.

Natürlich muss man wissen, wie die reine Luft zu erhalten ist. Sie ist für alle absolut notwendig, insbesondere für Kinder, Kranke und Schuljugend, die den Rat niemals vergessen sollten, sich zwei Stunden täglich an der frischen Luft aufzuhalten.

Die Luftveränderung ist ein wirkungsvolles Mittel zur Heilung vieler Krankheiten, wie z. B. versteckter Schüttelfrost u. a. Die Sitte, das Klima zu wechseln (Kurortaufenthalt) ist nichts anderes als die Anwendung des Prinzips, auf welchem die Lufttherapie begründet wurde. Und tatsächlich ist die zwischen den Gesundheitsbedingungen der Luft, die wir einatmen, bestehende Verbindung so lebendig, dass man die wohltuende Wirkung bereits bei einer kleinen Luftveränderung unmittelbar spürt. Man kann aus einem Dorf in das andere ziehen oder die Wohnung wechseln. Ja, sogar das Tauschen eines Zimmers mit einem anderen in derselben Wohnung kann oft bei Kranken eine Besserung und große Erleichterung bewirken. Bei einer Luftveränderung muss man auch gewisse Regeln beachten, so z. B. kann eine durch Feuchtigkeit verursachte Krankheit nicht in einer noch feuchteren Gegend geheilt werden. Hier spielt die Veränderung eines ganzen Komplexes von klimatischen Faktoren eine bedeutende Rolle, wie Sonnenstrahlen, Windverhältnisse, Geländefeuchtigkeit u. Ä., die man abschätzen sollte.

Atmung kann die Verstopfung beheben, da sie die Verdauung fördert. Indem sie auf das Zwerchfell drückt, führt sie automatisch eine Massage der Bauchorgane durch. Ferner beeinflusst die Vollatmung die Leber, die Gallenabsonderung, die Gedärme und die Nieren günstig, zerstört Gifte und Abbaustoffe und erhält auf diese Weise die Gesundheit, wodurch das Altern verzögert wird.

Die Folgen einer Atemfehlhaltung verstimmen den Organismus, indem sie ihn für Erkrankungen vorbereiten, und zwar nicht nur für chronische, sondern auch für Infektionskrankheiten, wie Grippe, Angina, Diphterie, Lungenentzündung und Tuberkulose. Bei einer gestörten Atemfunktion nimmt das Blut eine geringere Sauerstoffmenge auf und scheidet dementsprechend weniger Kohlensäure aus. Die Umwandlung des venösen Blutes in das arterielle ist unzureichend. Die erste Folge: Die Abwehrkraft gegenüber den Krankheiten nimmt ab. Das heißt, dass nicht nur die Mikroben, sondern auch die abnehmenden Abwehrkräfte viele Krankheiten verursachen. Bereits ab dem ersten Tag eines Menschenlebens bedeutet die Atmung das Leben, d. h. wenn wir atmen, leben wir.

Je nach der Art der Atmung unterscheidet man Brust- und Flankenatmung (vorwiegend bei Männern) und Bauchatmung (vorwiegend bei Frauen). Nach der Tiefe unterscheidet man tiefe und oberflächliche Atmung. Außerdem erfolgt die Atmung durch die Nase und durch den Mund.

Äußere Atmung

Darunter versteht man die Aufnahme und die Abgabe der Luft in den Lungen unter Mitwirkung von Brustkorb, Zwerchfell und Bauchdecke. Bei äußerer Atmung findet der Luftwechsel innerhalb der Lungen statt. Von der frischen eingeatmeten Luft wird der Sauerstoff an das Blut abgegeben und die Luft nimmt das Kohlendioxid vom Blut auf. Die Aufnahme von Luft, ihr Austausch innerhalb der Lungen mit allen begleitenden körperlichen Erscheinungen bilden die äußere Atmung. Sie erfolgt unbewusst. Die Atmung spielt bei der Erhaltung unserer Gesundheit eine sehr wichtige Rolle. So nimmt man z. B. an, dass der Sauerstoffmangel eine der Ursachen für Gehirn- und Nierenarterosklerose darstellt. Wir müssen bewusst für die Vervollkommnung unserer Atmung sorgen. Dadurch wird unser Körper unerwartet gekräftigt und gegen verschiedene Krankheiten widerstandsfähig. Der Begriff Atemtechnik umfasst alle Übungen und Bewegungen zur Vervollkommnung der äußeren Atmung.

Einatmung

Die Einatmung erfolgt durch die aktive Erweiterung des Brustkorbes. Durch die Tätigkeit der Brustkorbmuskeln werden beim Einatmen die Rippen so gehoben, dass die Brust und die Schlüsselbeine nach vorne geschoben werden. Die untere Öffnung des Brustkorbes bzw. der ganze Brustkorbraum wird erweitert. Bei dieser Ausdehnung der Lunge, welche das Ergebnis der Brustkorberweiterung ist, dringt die Luft von außen durch die Nase in die Luftröhre und in die Lunge ein. Folglich wird die äußere Atmung nicht von der Lunge, sondern von den Brustkorbmuskeln und vom Zwerchfell ausgeführt. Je nachdem, ob beim Einatmen die Brustkorbmuskeln oder das Zwerchfell mehr Anteil haben, spricht man von Brust- oder Bauchatmung. Bei Vollatmung werden sowohl der untere als auch der obere Lungenbereich mit Luft gefüllt, wobei sich gleichzeitig die Brustkorbmuskeln und das Zwerchfell beteiligen.

Ausatmung

Die Ausatmung erfolgt durch das Zusammenziehen des Brustkorbraumes. Jetzt kehren die Rippen in ihre ursprüngliche Lage zurück, wie vor der Einatmung. Das Schlüsselbein und die Brust fallen zusammen, die untere Öffnung des Brustkorbes wird durch die Kraft der Entspannung enger, genau das Umgekehrte wie bei der elastischen Spannung, die bei der Einatmung entsteht. Das beim Einatmen nach unten gedrückte Zwerchfell schiebt den Bauch nach vorn, während bei der Ausatmung das Zwerchfell wieder gehoben wird.

Die moderne Atemschulung misst der richtigen Atmung große Bedeutung bei, weil jeder tiefen Ausatmung automatisch eine tiefe

Einatmung folgt. Durch das tiefe Einatmen und Ausatmen wird die Lunge durchlüftet und mit Blut gefüllt. Die mit frischer Luft gefüllte Lunge schützt den Körper vor vielen Krankheiten.

Bei Asthma und vielen anderen Brustkrankheiten könnte man durch entsprechende Atemübungen viel zur Heilung beitragen. Dabei muss man erwähnen, wie schädlich es ist, wenn ein Raucher beim tiefen Einatmen zusammen mit der Luft auch den Rauch seiner Zigarette einatmet. Das Füllen der Lunge mit dem Zigarettenrauch ist äußerst schädlich und eine grobe Unsitte.

Bauchatmung

Die Bauchatmung erfolgt vorwiegend durch die Tätigkeit des Zwerchfells. Bei dieser Art der Atmung verändert das Zwerchfell seine Lage, indem es sich beim Einatmen senkt, auf die vordere Bauchdecke drückt, welche dank ihrer Elastizität ein wenig nach vorne tritt. Beim Ausatmen hebt sich das Zwerchfell wieder, wodurch die Bauchdecke in ihre vorherige Lage zurückkehrt und sogar ein wenig eingezogen wird. Durch folgende Übungen kann man die Bauchatmung am leichtesten erlernen:

Grundstellung: Rückenlage, leicht bekleidet oder nackt, beide Hände hinter dem Kopf verschränkt

Atmung: Durch die Nase tief einatmen, wobei der Bauch bis zum Äußersten erweitert wird. Durch die Nase ausatmen, der Bauch wird so weit wie möglich eingezogen. 5–10-mal bis 15-mal wiederholen. So kann man ohne viel Mühe die Bauchatmung erlernen.

Die tiefe Atmung wurde bereits bei den ältesten bulgarischen Heilern, den Bogomilen, praktiziert. In der letzten Zeit ist die Atemschulung besonders aktuell geworden und wird als Therapie bei hohem Blutdruck, Störungen in den Wechseljahren und bei Arteriosklerose angewandt.

Grundstellung: sitzend oder ganz aufrecht stehend (Soldatenstellung).

Atmung: Durch die Nase atmen. Ruhig, langsam einatmen, wobei am Anfang der untere Lungenbereich mit Luft gefüllt wird. Zu diesem Zweck entspannt sich das Zwerchfell, drückt die Bauchorgane nach unten und die Bauchdecke wölbt sich vor. Dann füllt sich der mittlere Lungenbereich mit Luft, wobei sich die unteren Rippen zur Seite hin ausdehnen. Das Brustbein wölbt sich auf. Zum Schluss füllt sich der obere Lungenbereich mit Luft, die oberen Rippen und der obere Brustkorbbereich erweitern sich.

Bei dieser letzten Bewegung wird der untere Bauchbereich ein wenig eingezogen, was der Lunge eine genügend starke Stütze bietet und bei der Füllung ihres oberen Bereiches mit Luft mithilft.

Auf den ersten Blick scheint es, dass diese Art von Atmung durch drei verschiedene Bewegungen erfolgt. Diese Schlussfolgerung ist falsch. Die Einatmung erfolgt ununterbrochen; der ganze Umfang des Brustbereiches wird durch eine Bewegung erweitert. Man vermeide das Atmen mit Unterbrechungen und strebe nach ruhigem, gleichmäßigem, ununterbrochenem Atmen. Nach einigen Übungen meint man in drei Etappen zu atmen, doch das Ergebnis ist eine gleichmäßige und ununterbrochene Atmung.

Nach dem Einatmen einige Sekunden (5–10 Sek.) die Luft anhalten; längeres Anhalten ist nicht ratsam.

Durch den Mund langsam ausatmen, als ob man pfeifen würde, ohne die Wangen aufzublasen. Den Brustkorb in seiner Lage behalten, wobei der Bauch leicht eingezogen wird. Sobald die verbrauchte Luft die Lungen verlässt, entspannen sich der Brustkorb und die Bauchmuskeln. Nach einigen Übungen erlernt man diese Art von Atmen und führt sie automatisch aus.

Das tiefe Einatmen, 7–15-mal bis 20-mal täglich (als tägliche Atemgymnastik) angewandt, reguliert die Atembewegungen, stärkt den Willen, bewirkt klares Denken, frohe Stimmung und fördert automatisch die Gesundheit.

Bei der Vollatmung dehnt sich der Brustkorb nach allen Richtungen aus und jedes Lungenbläschen wird dabei betätigt. Wie bereits erwähnt, stellt diese Atmung eine Kombination von Brust-, Flanken- und Bauchatmung dar, die sich nacheinander in einer bestimmten Reihenfolge schnell abwechseln, als ob sie ununterbrochen eine Vollatmung darstellen würden. Der mit der Luft eingeatmete Staub wird in der Nase zurückgehalten und die Luft selbst, bevor sie in die Lungen eindringen kann, erwärmt und befeuchtet und auf diese Weise von Schadstoffen befreit. Die Nase ist eine kleine Klimaanlage. Wenn wir nicht durch die Nase, sondern durch den Mund einatmen, werden staubige und kalte Luft oder der mit Ruß getränkte Herbst- und Winternebel direkt in die Lunge eindringen, ohne vorher gereinigt und erwärmt worden zu sein, was eine Hals- und Lungenentzündung hervorrufen kann.

Viele haben die Gewohnheit, sich beim Schlafen die Decke über den Kopf zu ziehen, sodass sie auf diese Weise nur warme, aber unreine Luft einatmen. Die Luft aber findet immer eine Möglichkeit, durch die Spalten der Schlafdecke einzudringen. Doch eine auf diese Weise zugeführte Menge an frischer Luft genügt nicht. Wenn man erkältet ist, wickle man den Kopf in ein Wolltuch oder ziehe eine Mütze darüber, aber die Nase muss frei sein.

Schlussfolgerung:

Mehrmals täglich tief ein- und ausatmen (morgens, mittags, abends vor dem Essen und vor dem Schlafengehen) kräftigt nicht nur alle an der Atmung beteiligten Muskeln und unterstützt die Erweiterung des Brustkorbes, sondern erhöht auch die Zahl der roten Blutkörperchen. Das Atmen stärkt überhaupt den Stoffwechsel und dadurch auch den ganzen Lebensprozess.

Aus diesem Grund möge man sich so lange wie möglich an der frischen Luft aufhalten. Lernt, euch an der frischen Luft zu ergötzen, und ihr werdet dafür reichlich belohnt. Vermeidet ungelüftete Räume. Die Luft im Schlafzimmer muss möglichst genauso rein sein wie die Außenluft.

Innere Atmung

In der Lunge nimmt das Blut den Sauerstoff der Luft auf und gibt das Kohlendioxid ab. Mittels dünnster Blutgefäße (Kapillaren) wird der Sauerstoff jeder lebenden Zelle des Körpers zugeführt. Der Sauerstoff ist für jede Tätigkeit erforderlich. Diesen Prozess nennt man innere Atmung. Das Endprodukt der inneren Atmung ist das Kohlendioxid, das beim Ausatmen aus dem Körper ausgeschieden wird. Darin liegt die große Bedeutung der tiefen Ausatmung.

Nasen- und Mundatmung

Ein- und ausatmen durch den Mund ist für die Gesundheit schädlich. Die Atmung muss im Ganzen durch die Nase erfolgen. Ausnahme ist das Ausatmen durch den Mund bei den gymnastischen Übungen. Ebenso beim Leistungssport kann man ab und zu durch den Mund atmen. Als Regel gilt aber: ein- und ausatmen nur durch die Nase.

Die Nasenatmung ist die Voraussetzung für eine bessere Gesundheit. Die eingeatmete Luft wird in der Nase erwärmt, feucht gemacht, vom Staub und bis zu einem gewissen Grad auch von Mikroben gereinigt. Die Nase ist ein vorbeugendes Organ für die Lunge. Die durch den Mund eingeatmete Luft schädigt durch ihre Kälte, Trockenheit und die eingeatmeten krankheitserregenden Mikroben und Viren den Hals, die Luftröhre und die Lunge. Die Ausatmung soll gewöhnlich durch die Nase erfolgen. Die aus der Lunge ausströmende Luft erwärmt von Neuem die Nasenschleimhaut, die durch die eingeatmete Luft gekühlt ist, befördert den Staub und die Mikroben hinaus und erhält die Nasenschleimhaut feucht. Um die eingeatmete Luft rein zu erhalten, ist es erforderlich, die Zähne gründlich und regelmäßig zu putzen, da die faulenden Speisereste zwischen den Zähnen und den angefressenen Zahnstellen Gase erzeugen, die auch in die Lunge gelangen. Es ist sehr zu empfehlen, nach jedem Essen die Zähne zu putzen, und vor dem Schlafengehen und nach dem Aufstehen den Mund zu spülen.

Tiefe Atmung – Vollatmung

Die Vollatmung schließt in sich alle Vorteile der Flanken-, Brust- und Bauchatmung ein. Sie setzt den Atmungsapparat in vollem Ausmaß in Bewegung und regt an, dass jedes Lungenteilchen betätigt wird.

Die folgende einfache Atemübung soll uns ein klares Bild über die Vorzüge der Vollatmung geben: Grundstellung: sitzend oder stehend, ganz aufrecht (Soldatenstellung)

1. Langsam und ruhig durch die Nase einatmen, indem man den unteren Brustkorbbereich hervorstreckt. Das Zwerchfell senkt

sich dabei und drückt auf die Bauchorgane und die Bauchdecke wölbt sich vor. Dann wird der mittlere Teil des Brustkorbes mit Luft gefüllt, wobei sich die unteren Rippen erweitern und das Brustbein hervorgewölbt wird. Zum Schluss füllt sich der obere Brustkorbbereich mit Luft, indem sich die oberen Rippen und der obere Brustkorbbereich erweitern. Bei dieser letzten Atembewegung wird der untere Bauchbereich ein wenig eingezogen, was der Lunge eine genügend starke Stütze bietet und zur Füllung ihres oberen Bereiches beiträgt.

2. Die Luft 5–10–15 Sekunden anhalten.
3. Langsam (durch den Mund) ausatmen, als ob man pfeifen würde, ohne die Wangen aufzublasen. Der Brustkorb bleibt in seiner Lage, der Bauchraum wird leicht eingezogen. Beim Ausatmen wölbt sich der Bauchraum nach vorne und sobald die Luft aus der Lunge völlig ausgeschieden ist, entspannen sich die Brustkorb- und die Bauchmuskeln.

Mit einigen Übungen kann man die Vollatmung leicht erlernen und jede Atembewegung erfolgt automatisch.

Bei der Vollatmung dehnt sich der Brustkorb nach allen Richtungen und jedes Lungenbläschen wird dabei betätigt. Wie bereits erwähnt, ist sie eine Kombination von Brust-, Flanken- und Bauchatmung, die sich nacheinander in einer bestimmten Reihenfolge schnell abwechseln, als ob sie ununterbrochen eine Vollatmung darstellen würden.

Für diejenigen Patienten, die in das indische (Yoga)-Atmen nicht eingeführt wurden, ist ein längeres Atemanhalten schädlich und kann zu Nerven- und Herzstörungen führen.

Am leichtesten erlernt man die Atemübungen, wenn man vor einem Spiegel steht. Man legt die Hand auf den Bauch, um seine Bewegungen bei der Atmung zu spüren. Nach Beendigung der Einatmung ist es angeraten, die Schultern zu heben, wodurch der Brustkorb mehr gedehnt wird und der freie Luftzufluss in den kleinen oberen Lungenflügelbereich (unter dem Schlüsselbein) leichter möglich ist.

Die anfänglichen Schwierigkeiten werden nach einigen Übungen überwunden und wenn man die neue Methode einmal erlernt hat, kehrt man zur alten nie wieder zurück.

Reinigende Atemübungen

Das ist die beliebteste Atemübung, wenn man die Lunge durchlüften will.

Es wird angeraten, jede Atemübung mit dieser abzuschließen. Die reinigende Atemübung reinigt und durchlüftet die Lunge und den ganzen Körper, indem sie alle Bereiche erfrischt. Redner, Sänger, Lehrer, Schauspieler und Menschen anderer Berufe, die ihre Lungen sehr anstrengen müssen, merken bald die beruhigende Wirkung auf die übermüdeten Atmungsorgane und die Steigerung ihrer Kräfte.

Grundstellung: sitzend oder ganz aufrecht stehend (Soldatenstellung)

1. Einatmen wie bei der Vollatmung.
2. Für einige Sekunden (5–10–15) die Luft anhalten.
3. Die Lippen zum Pfeifen formen, ohne die Wangen aufzublasen und durch den Mund kräftig einen Teil der eingeatmeten Luft ausatmen. 1 Sekunde das Ausatmen anhalten, dann wieder einen Teil kräftig ausatmen usw., bis die ganze Luft ausgeschieden ist. Diese Übung ist täglich 15–20-mal durchzuführen.
   Schon nach einigen Übungen wird sich der Leser von den Vorzügen dieser Atmung überzeugen.

Atmung zur Stärkung des Nervensystems

Diese Übung betrachtet man als eines der wirkungsvollsten Mittel, die zur Stärkung des Nervensystems dienen und die Kräfte des übermüdeten Menschen wieder herstellen.

Grundstellung: aufrecht stehen (Soldatenstellung)

1. Wie bei der Vollatmung einatmen und Luft anhalten.
2. Arme in Schulterhöhe nach vorn ausstrecken, indem man ihre Muskeln so weit wie möglich lockert und sie trotzdem in der gespannten Lage hält.
3. Die Arme seitwärts langsam senken, die Muskeln allmählich

spannen und die Fäuste der fest geschlossenen Hände zusammendrücken, um ihnen Kraft zu geben. In den Armmuskeln spürt man ein Zittern.

4. Bei gespannten Muskeln die Fäuste öffnen und schließen, 2–10-mal wiederholen.
5. Die ganze Luft kräftig durch den Mund ausatmen.
6. Die reinigende Atemübung wird zur Beruhigung der Lunge durchgeführt. Die Wirkung dieser Übung hängt bis zu einem gewissen Grad von der Geschwindigkeit, mit der man sie ausführt, ab, d. h. wie schnell man die Fäuste öffnet und schließt, und natürlich auch von der Tiefe der Ausatmung.
   Diese Übung stärkt das Nervensystem und entwickelt Energie. Sie stärkt den Lebenswillen, da sie auf die Nervenzentren wirkt, wodurch die Tätigkeit des ganzen Nervensystems angeregt und gekräftigt wird; denn diese Übung sendet in hohem Maße Nervenimpulse in alle Körperteile aus.
   Um diese Atemübung richtig bewerten zu können, muss man sie auch anwenden. 5–10-mal hintereinander in der angegebenen Reihenfolge.

Atemübung zur Entwicklung der Stimme

Grundstellung: sitzend oder stehend, es geht auch in Bewegung

1. Wie bei Vollatmung sehr langsam, aber kräftig durch die Nase einatmen.
2. Für 3–10–15 Sekunden den Atem anhalten.
3. Den Mund zum Buchstaben O formen und die Luft kräftig ausatmen.
4. Eine reinigende Atemübung zur Beruhigung der Lungen vornehmen. Täglich 5–10-mal hintereinander morgens, mittags und abends atmen, wobei man jede Atemübung mit einer reinigenden Übung abschließt.

Atemübung zur Stärkung und Entwicklung der Lunge

Diese sehr wichtige Atemübung hat die Aufgabe, die Atemmuskeln und dadurch auch die Lunge zu stärken und zu entwickeln. Es wird angeraten, dieser Atemübung mehr Aufmerksamkeit zu schenken, da sie zweifellos sehr nützlich ist.

Grundstellung: aufrecht stehen (Soldatenstellung)

1. Einatmen wie bei Vollatmung
2. Die Luft so lange wie möglich (5–10–15 Sekunden) anhalten.
3. Die ganze Luft kräftig durch den offenen Mund ausatmen.
4. Die reinigende Atemübung beruhigt die Lungen. Der Anfänger kann zuerst nur ganz kurz den Atem anhalten, doch durch die Übung erreicht man schon die gewünschte Länge (5–10–20 Sekunden).

Durch das häufige Wiederholen dieser Atemübung wird der Brustkorb erweitert. Das vorübergehende Atemanhalten nach der Füllung der Lungen mit Luft ist von großem Nutzen; und zwar nicht nur für die Atmungsorgane, sondern auch für die Verdauungsorgane, das Nervensystem und das Blut. Es trägt bei zur besten Sauerstoffaufnahme durch das Blut. Es ist bekannt, dass ein solches Atmen die in der Lunge aufgestauten Überreste sammelt und sie beim Ausatmen hinausbefördert.

Die Atemübung ist 5–10-mal morgens, mittags und abends durchzuführen und nach jeder Übung ist eine reinigende Übung einzusetzen.

Atemübung zur Beseitigung der geistigen Übermüdung und gegen Kopfschwindel

Grundstellung: sitzend, liegend oder stehend

Man hält eine Nasenhälfte zu und atmet durch die andere offene ein. Dann wechselt man und wiederholt den Vorgang (5–10-mal). Diese Atemübung beseitigt die geistige Übermüdung und lindert den Kopfschmerz (Migräne).

Allgemeine Schlussfolgerung

Vorteile der Atemübungen:

1. Stärkung aller an der Atmung beteiligten Muskeln.
2. Erweiterung (Dehnung) des Brustkorbes.
3. Vermehrung der roten Blutkörperchen, die Sauerstoffträger im Blut sind.
4. Die Ausscheidung des Kohlendioxides ist gesichert.
5. Verbesserung des Blutkreislaufes, Verteilung des Blutes.
6. Tonussteigerung aller anderen Muskeln.
7. Der ganze Lebensprozess wird verbessert, wie klares Denken, gute Stimmung, beschleunigte Verdauung, Kräftigung der Willensstärke, Steigerung des Stoffwechsels.

7. Aphorismen

die zur Erlangung des naturgemäßen Lebens beitragen sollen.

Der Weg unseres inneren Erfolges ist bekannt. Hier, genauso wie in der Mathematik, gilt die Gesetzmäßigkeit.

Der Mensch

– Der erste Unterschied zwischen einem geistig normalen Menschen und einem Dummkopf ist die Selbstkontrolle des Ersteren.
– Der normale Mensch kennt die Grenze seiner Wünsche, während der Dumme vor der Kraft seiner Wünsche hilflos dasteht.
– Der Weise ist mit dem Steuermann eines Schiffes zu vergleichen, denn er steuert es, während der Dumme das Schiff ist, das vom Wind hilflos hin- und hergeschaukelt wird.

Das Leben

– Das Leben ist eine Kunst, die man praktisch erlernen und mit Geschicklichkeit durchführen kann.
– Pascal behauptet ebenfalls, das Leben sei so wichtig und kompliziert und jeder Mensch müsse es sorgfältig erlernen zu leben. Weiters sei er sehr überrascht gewesen, als er merkte, dass ein Großteil der Menschen die Gesetze der Geometrie kennt, während ihm die fatalen Gesetze des Lebens unbekannt sind.
– Die Verwirklichung deiner Wunschträume brachte dir kein Glück, weil du die Kunst des Lebens nicht erlernt hast.
– Die meisten Menschen erleben ihr ersehntes Endziel und trotzdem ist ihr Mund voll von Asche statt von Honig.
– Das größte Talent ist nicht so viel wert wie der Takt und der gesunde Menschenverstand, die einzig und allein ein wahres und nützliches Leben schaffen.
– Dein Leben wird so verlaufen, wie du es gestaltest. Was du der Welt gibst, das gibt sie dir zurück.

- Begnüge dich mit Wenigem, wenn du mit deinem Leben zufrieden sein willst.
- Wenn du den Weg der Sicherheit und Freude gehen willst, musst du einen Plan, ein Ziel und eine unerbittliche Beständigkeit besitzen.

Zeit

- Jeder Tag beginnt neu, völlig unabhängig vom gestrigen Tag.
- Warte nicht auf den günstigen Augenblick, sondern schaffe ihn dir selbst.
- Verliere nicht eine Minute deiner Zeit. Wenn die Genies wie Gladstone und Franklin sogar mit jeder Minute geizten, was bleibt dann uns gewöhnlich Sterblichen übrig?
- Vergeude nicht die Zeit mit den Wunschträumen der Vergangenheit oder Zukunft. Halte die Gegenwart fest, denn in ihr ist das Leben.

Gewissen

- Liebe die Menschen, die Tiere und die Natur.
- Behalte dein reines Gewissen, ohne dieses gibt es kein wahres Glück.

Gedanken

- Unsere Lage hängt bis zu einem gewissen Grad von unseren Gedanken ab. Sie ist das Ergebnis dessen, was in unserem Innern vorgeht und was sich in unserer Seele eingenistet hat.
- Unsere Lage kann nicht das Ergebnis veränderlicher äußerer Ereignisse sein, die uns berühren und wie Schatten an uns vorbeiziehen.
- Wenn man sich bewusst von den verneinenden Gedanken (Miesmacherei, Elend, Unfähigkeit) ablenkt und sich nur auf das konzentriert, was schön, heilig und erfreulich ist, spürt man allmählich das Wachsen dieser guten seelischen Einflüsse und die Wirkung auf die eigene Persönlichkeit.

– Überlege lang, bevor du zu handeln beginnst.
– Strebe durch reine und edle Gedanken nach erhabenen Idealen.

Glück

– Unser wahres Glück ist nicht eine Frage des Zufalls, sondern des Gesetzes.
– Unsere heutige Lage hängt von unseren gestrigen Taten ab.
– Ob die Gegenwart eines Menschen glücklich oder unglücklich verläuft, hängt von der langen Kette seines vergangenen Handelns ab.
– Im wirklichen Leben eines Menschen existiert nicht ein zufälliges Glück. Vielleicht hat das Glück sehr viel mit unserem äußeren Willen, mit der Stellung, die wir in dieser Welt haben, mit der Berühmtheit, aber nicht mit unserer wirklichen Zufriedenheit gemeinsam.
– Jeder kann, wenn er will, zufrieden sein.
– Unser Verstand muss von Zeit zu Zeit gereinigt und erneuert werden.
– Ohne Vergessen gibt es kein Glück.
– Als die Werkstätte von Tom Edison niedergebrannt war und er einen Verlust von einigen Millionen Dollar erlitten hatte, sprach bei ihm ein Journalist vor, um sich über den Brandvorfall zu erkundigen. »Ich denke jetzt nicht an den Brand, sondern daran, was ich morgen zu tun habe«, war seine Antwort.
– Der Verstand eines großen Siegers ist der Verstand des morgigen Tages. Der Verstand des Verlierers ist der Verstand des gestrigen Tages. Mit welchen von diesen beiden Menschentypen möchtest du dich verbinden? Wenn du dich mit dem Menschen der Vergangenheit verbindest, wirst du mit Zweifel, Kälte und Verwirrung erfüllt, da die Vergangenheit immer ein wenig traurig ist.
– Das Leben ist eine Kette von Niederlagen. Je stärker man ist, desto mehr Schläge treffen einen. Die einen wirft bereits der erste Schlag zu Boden und sie fangen an zu schreien. Die anderen bekommen dabei sogar Narben ab, aber sie wischen sich das Blut sofort aus dem Gesicht und setzen den Kampf mit dem Leben

fort. Der Gang des Lebens ist eine Reihenfolge von fallen und aufstehen.

- Das Problem liegt nicht darin, ob wir Siege oder Niederlagen erleben (bzw. fallen). Wir alle fallen. Das Wichtigste ist, was du nach dem Fall zu tun gedenkst.
- Kein Widerstand kann vor der mächtigen und unbezähmbaren Seele bestehen.
- Kein Triumph kann das Rückgrat des Siegers lähmen.
- Es gibt Frauen, die mit ihrem ersten Liebeskummer nie fertig werden. Für sie alle bedeutet die Treue der ewige Schatten. Sie sollen die Vergangenheit begraben, denn sie ist eine kalte und herzlose Angelegenheit. Sie müssen erlernen, dass es die Vergangenheit nur als Grundlage gibt, auf der die Zukunft aufbaut. Die Vergangenheit hat nur als Stütze für die Gegenwart Bedeutung. Die Vergangenheit ist eine tote Form und die Zukunft eine lebende Tulpe.
- Es gibt sehr wenig Menschen, die im Leben nur Erfolg hatten, die nie zurückgeworfen wurden und die nicht einige Male neu anfangen mussten.
- Die Heftigkeit des Schicksals ist dem furchtlosen Herzen gegenüber machtlos.
- Edison hat die Welt durch seine Erfindungen verbessert, aber sein Verdienst besteht nicht nur im Materiellen, er ist für uns das Beispiel eines großen Geistes, eines Menschen, der immer vorausschaut. Ein Geist, der in Gegenwart einer großen Gefahr sich lächelnd der Zukunft zuwendet.
- Die besondere Größe Amerikas beruht auf der Tatsache, dass es für die Zukunft lebt, während die anderen Nationen sich der Vergangenheit zuwenden. Der Stolz Amerikas gilt seinen Nachkommen, der Stolz anderer Nationen ihren Ahnen.
- Der morgige Tag ist mit Versprechungen und geistigem Ozon erfüllt, reich an geistiger Dynamik und Elementen des Glücks.
  Der gestrige Tag ist tot. Mögen sich die Toten mit dem Begraben der Toten befassen.
- Macht euch nicht unglücklich über die fern liegenden zukünf-

tigen Katastrophen, für die man nichts Positives (Bejahendes) voraussehen kann. Freut euch in diesem Augenblick über das schöne Wetter. Nehmt euch an den Kindern ein Beispiel: Erfüllt eure Pflicht und das Übrige überlasst Gott.

- Nur dann soll man an die Zukunft denken, wenn man die Ereignisse beeinflussen kann.
- Seid nicht mit eurer eigenen Handlungsweise unzufrieden; sobald ihr alles Mögliche getan habt, schaut der Kritik mit Gleichgültigkeit in die Augen, gebt nie Erklärungen ab, beschwert euch nie. Das ist das Rezept zum Glücklichwerden.
- Es ist ganz sinnlos, große Ereignisse voranzutreiben, die von unzähligen anderen Gründen abhängen, welche der menschliche Verstand nicht voraussehen kann.
- Solange um uns eine moralische Atmosphäre herrscht, die durch öffentliche Ungerechtigkeit und Übeltaten verseucht ist, wird das Glück immer getrübt sein.
- Es ist besser, von den wogenden Feldern und aufgewühlten Meeren zu träumen, als sich in das Lesen der Gräueltaten der örtlichen Chronik zu vertiefen.
- Wir ahnen gar nicht, wie viel überflüssigen physischen und psychischen Ärger wir uns täglich antun, indem wir uns in die Unverschämtheit, die uns die Tageszeitung täglich präsentiert, vertiefen. Was für einen Nutzen bringt uns das, wenn wir über jedes Unglück, Verbrechen, über jede Gräueltat, die in 24 Stunden auf der ganzen Erdkugel geschehen, informiert sind?

Unglück

- Die Gesamtsumme eines beendeten menschlichen Lebens hängt sehr viel von der Disziplin ab. Die Undisziplinierten sind in der Regel unglücklich. Wenn man sich einer gewissen Kontrolle nicht unterwirft, setzt man sich schneller der Gefahr aus, ein Sklave vieler zügelloser Leidenschaften zu sein.
- Man muss sich wirklich eingestehen, dass die Verwünschung anderer, besonders der nahen Verwandten, eine magische Kraft auf unser Schicksal ausübt. Sie wirken schlecht auf willenlose

Charaktere, die unter dem Einfluss des Fluches vor jedem Ereignis, das ihr Glück schmieden könnte, stehen bleiben und sich jenen Dingen willenlos hingeben, aus denen ihr Unglück wie eine schlimme Unheilsverkündung hervorbricht. Aber auch willensstarke Charaktere können durch Meinungen und Wünsche anderer beeinflusst werden. Sie wirken hemmend und verhängnisvoll auf ihr Schicksal.

Charakter

- Habt vor euch selbst Achtung und zu euch selbst Vertrauen. Das ist das beste Mittel, andere dazu zu bewegen, dasselbe euch gegenüber zu tun.
- Formt euren Charakter. Vom Charakter hängt der Erfolg im Leben ab.
- Liebt die Ausdauer und die Genauigkeit. 20 Arbeiten halb gemacht, gelten nicht so viel wie eine ganz fertige Arbeit.
- Lernt, aus dem Misserfolg die Lehre zu ziehen.
- Lernt, eigene Sorge für euch zu behalten. Eure Mitmenschen sind derart beansprucht, dass sie keine Zeit haben, sich mit euren Sorgen und Unannehmlichkeiten zu befassen.
- Erlernt, Freunden mit einem Lächeln zu begegnen. Sie tragen genug Kummer und Sorgen mit sich herum, sodass es nicht notwendig ist, auch noch eure Sorgen auf sie abzuwälzen.
- Bleibt innerlich immer ruhig und ärgert euch nicht. Verlasst euch nur auf euch selbst. Das sind ausgezeichnete Eigenschaften eines vollkommenen Charakters.
- Die Kennzeichen der Kraft bestehen nicht im Toben, Lärmen und Stören. Die Kraft liegt in der Stille. Oft hört man einen furchtbaren Lärm auf der Straße, den ein Motorradfahrer verursacht hat. Wahrscheinlich ist es so, dass je kleiner die Maschine ist, diese umso mehr Lärm verursacht.
- Um Herr über sich selbst zu werden, genügt es, daran zu glauben, dass man dies bereits geworden ist.
- Wenn eure Hände zittern, eurer Gang unsicher ist, sagt leise: »Das alles wird vergehen.« Und wirklich, es vergeht alles allmählich.

Fleiß

– Arbeite oder stirb ist die Devise der Natur. Hört man zu arbeiten auf, so stirbt man moralisch, geistig und körperlich.
– Arbeitet körperlich und geistig, vermeidet aber die Übermüdung.
– Handelt und arbeitet. Es gibt viele Mittel, sich aus dem eigenen Ich zu erlösen, und das beste Mittel ist die Arbeit. Ein Nichtstuer (Müßiggänger) ist der beste Kandidat für sein Unglück.
– Ich habe nie einen Menschen während der Arbeit unglücklich gesehen. Ihm geht es wie einem spielenden Kind, denn er hört auf, an sich zu denken.

Reichtum

– Lasst euch nie von der Gier des Geldverdienens versklaven. Den Reichtum mit dem Preis eurer Gesundheit zu erwerben heißt, sich die Beine abzuhacken, um mit ihrem Erlös die Schuhe zu kaufen.

Neid und Bosheit

– Nehmt euch vor Neid, Bosheit und Rache in Acht, denn diese Zustände verstimmen den Körper und seine Funktionen.

Ideal

– Findet euer Ideal. Ihr könnt es nicht finden, wenn ihr nicht wisst, was ihr wollt, oder ihr verlangt es nicht energisch genug. Entscheidet, was für euch am leichtesten auf dieser Welt zu erreichen ist. Ob ihr das erreicht oder nicht, ist eine ganz andere Frage. Wichtig ist, dass ihr dafür kämpft, eure ganze Fähigkeit dafür einsetzt und dass jede eure Tat und eure Sehnsucht euch diesem ersehnten Ziel näherbringt. Diese Tatsache bildet die Ebenmäßigkeit, Einheit und Kraft eurer Persönlichkeit.
– Nehmt euch jene Menschen als Ideal vor, mit denen ihr euch identifizieren könnt, und versucht das in eurem täglichen Leben zum Ausdruck zu bringen.
– Vielleicht werdet ihr nie euer Ideal finden und es wird euch zwingen, auf eurer Suche nach ihm immer weiterzuschwimmen. Ein

Matrose gelangt auch nie zum Polarstern und trotzdem kann er ohne ihn nie den Hafen erreichen.
- Bei der Wahl eures Ideals müsst ihr immer daran denken (euch fragen), ob ihr ihm entsprechen könnt.
- Die Energie muss sich nur auf einen einzigen Punkt konzentrieren, und zwar auf das Ziel. Verscheucht eitle Unschlüssigkeiten und Unentschlossenheit.

Unterhaltung

- »Brot und Unterhaltung (Show)« verlangten einst die alten Römer. Sie hatten recht. Die Spiele sind für den Geist genauso notwendig wie das Brot für den Körper. Die große Entwicklung der Kinematografie (und des Fernsehens) setzt eine wertvolle Zugabe zusammen: Das kinematografische Schauspiel ist eine angenehme Zuflucht, die allen Klassen zugänglich ist. Durch die Kinematografie (Fernsehen) führt man jeden Abend in allen Städten der Welt den Kampf gegen Leidenschaften und Leid, sogar auch dann, wenn diese Filme selbst traurig sind. Denn wenn das Leid ein außerhalb von uns befindliches Ziel hat, kann es uns nicht vergiften.
- Um glücklich zu sein, genügt es nicht, nur zu handeln. Man muss mit der Zustimmung der Gesellschaft, in der man lebt, handeln.
- Konflikte schädigen den Menschen und machen seine Arbeit mühsam. Entscheidet euch daher, in einem Milieu zu leben, dessen Anstrengungen in die gleiche Richtung gehen wie die euren und welches sich für eure Tätigkeit interessiert.
- Sucht euch Freunde, die so denken wir ihr, statt gegen die Leute zu kämpfen, die, wir ihr glaubt, euch nicht verstehen und in diesem Kampf euer eigenes und fremdes Glück zerstören.

Gesundheitsregeln

- Wenn ihr übermüdet seid oder wenn ihr Ohnmachtsanfälle habt oder erschreckt wurdet, wascht euer Gesicht mit kaltem (20° C) Wasser, taucht eure Füße in kaltes Wasser und reibt sie ab, bis sie sich warm anfühlen. Nehmt in diesem Fall keine Nahrung zu euch.

– Spaziert täglich mindestens zwei Stunden an der frischen Luft und arbeitet möglichst viel im Freien.
– Nehmt öfter Sonnen-, Wasser- und Luftbäder. Enthaltet euch möglichst vom sexuellen Exzess. Meidet das Sexualleben außerhalb der Ehe. Das Letztere ist die Quelle aller Geschlechtskrankheiten.
– Die Zimmertemperatur soll 20° C nicht übersteigen.
– Seid zu Hause leicht angezogen.
– Lacht oft, denn das Lachen ist der Sauerstoff der Seele. Dadurch wird dann das gesunde Blut im Körper begünstigt.
– Seid höflich und fröhlich. Der frohe Geist beeinflusst den Körper.
– Wer versteht, mit seinen Kräften richtig hauszuhalten, und den Geist ausruhen lässt, wird stählerne Nerven bekommen.

Höflichkeit

– Achtet auf gute Manieren. Menschen mit guten Manieren brauchen keinen Reichtum, ihnen stehen alle Türen offen.

Das Gute

– Tut immer Gutes, wenn ihr auch dafür Undankbarkeit erntet. Je mehr Gutes ihr anderen tut, desto mehr habt ihr es für euch selbst gemacht.

Wille

– Die Beharrlichkeit bei der Arbeit ist unschätzbar, denn nur sie führt zum Ziel.
– Den Hindernissen im Leben komme lächelnd entgegen, weil sie deinen Willen stärken.

Über den Autor

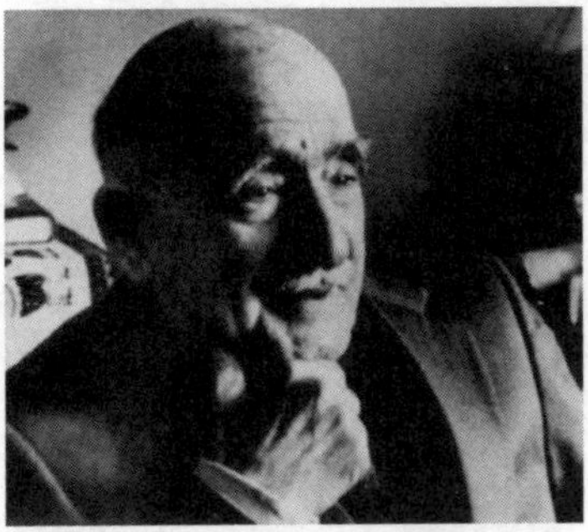

Petar Dimkov

wurde 1886 in Sofia als Sohn einer angesehenen bulgarischen Familie geboren. Die ersten Kenntnisse in der Naturheilkunde wurden ihm von seiner Mutter übermittelt. Unter ihrer Anleitung sammelte er schon als Kind Heilkräuter und später als Erwachsener naturheilkundliche Rezepte. 70 Jahre seines Lebens widmete er der Naturheilkunde. Sein Lebenswerk, »Die bulgarische Naturheilkunde«, wurde von der Akademie der Wissenschaften, Sofia, in drei Bänden herausgegeben. Der vorliegenden Band ist eine der wenigen Übersetzungen der Schriften Dimkovs ins Deutsche. Petar Dimkov verstarb hochdekoriert im Jahr 1981 in Sofia.

Von Petar Dimkov weiters im Ennsthaler-Verlag erschienen:

Erkrankungen der Atmungsorgane und ihre Heilung
Aus der Schatzkammer der bulgarischen Naturheilkunde
132 Seiten, ISBN 978-3-85068-207-7

Erkrankungen des Herzens und ihre Heilung
Aus der Schatzkammer der bulgarischen Naturheilkunde
168 Seiten, ISBN 978-3-85068-219-0

Weiters im Ennsthaler Verlag erschienen:

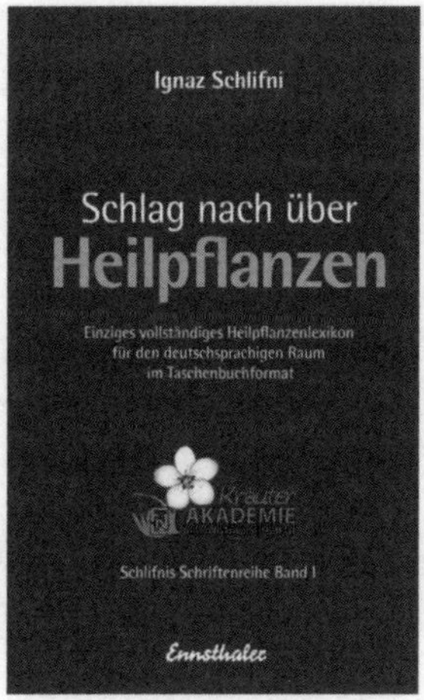

Ignaz Schlifni
Schlag nach über Heilpflanzen
Einziges vollständiges Heilpflanzenlexikon
für den deutschsprachigen Raum im
Taschenbuchformat
Schlifnis Schriftenreihe Band I
136 Seiten, ISBN 978-3-85068-200-8

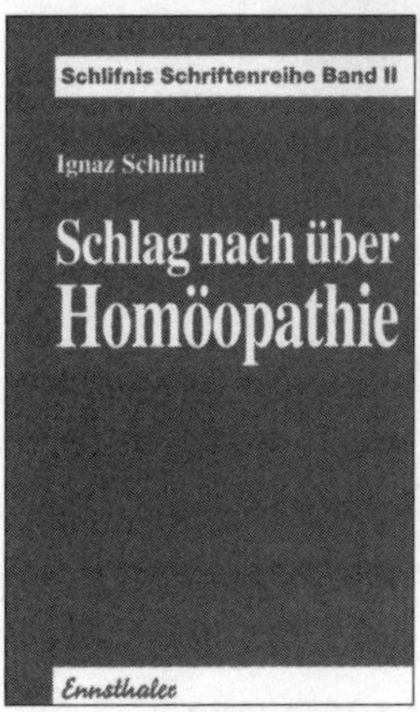

Ignaz Schlifni
Schlag nach über Homöopathie
Schlifnis Schriftenreihe Band II
304 Seiten, ISBN 978-3-85068-460-6

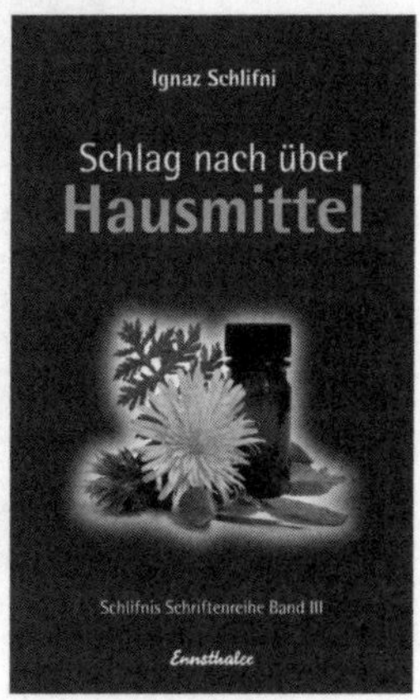

Ignaz Shlifni
Schlag nach über Hausmittel
Schlifnis Schriftenreihe Band III
80 Seiten, ISBN 978-385068-794-2

ENNSTHALER VERLAG STEYR

Weiters im Ennsthaler Verlag erschienen:

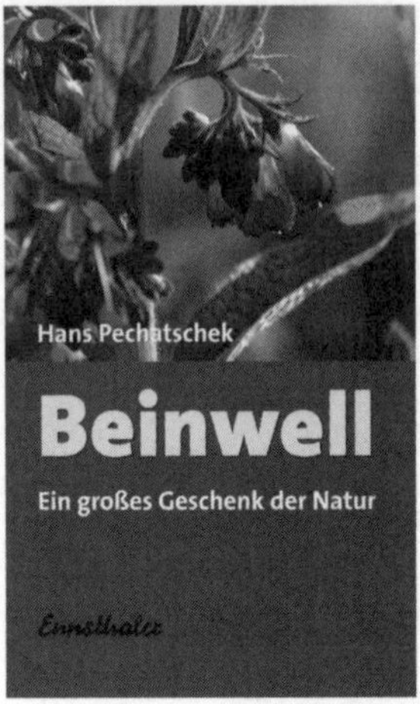

Hans Pechatschek
Beinwell
Ein großes Geschenk der Natur
96 Seiten, ISBN 978-3-85068-227-5

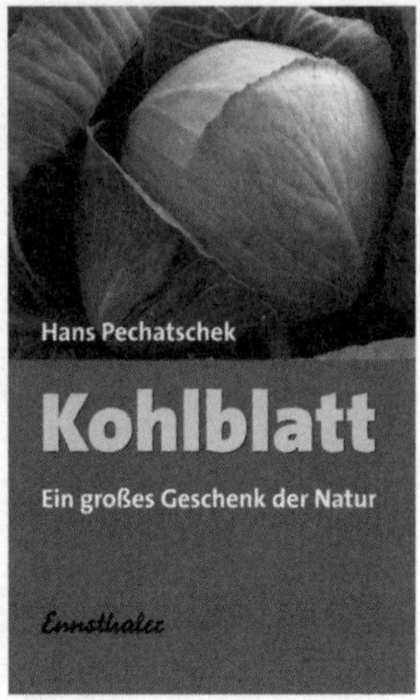

Hans Pechatschek
Kohlblatt
Ein großes Geschenk der Natur
88 Seiten, ISBN 978-3-85068-243-5

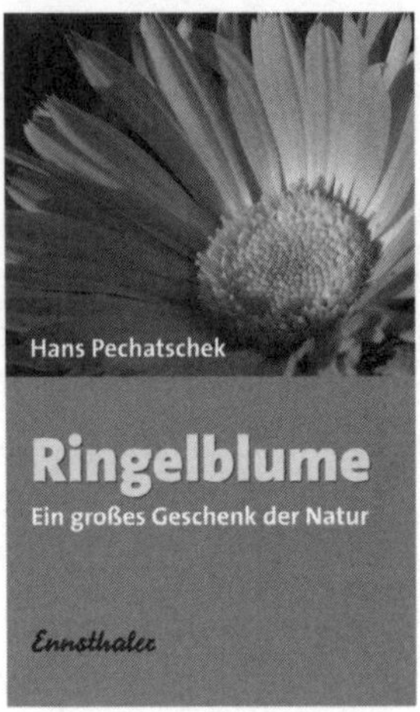

Hans Pechatschek
Ringelblume
Ein großes Geschenk der Natur
64 Seiten, ISBN 978-3-85068-244-2

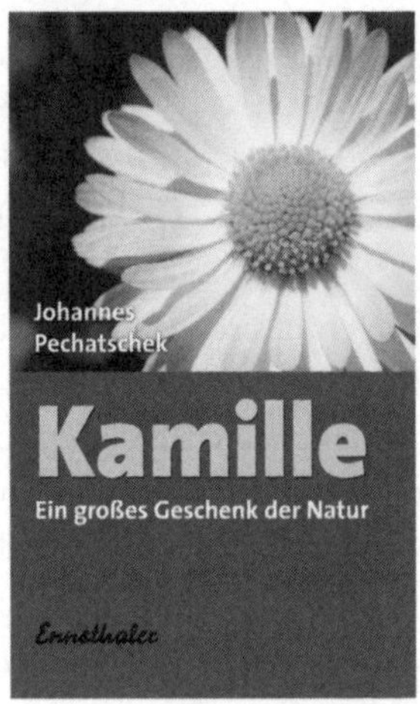

Johannes Pechatschek
Kamille
Ein großes Geschenk der Natur
64 Seiten, ISBN 978-3-85068-298-5

ENNSTHALER VERLAG STEYR